MANUAL THERAPY

NAGS, SNAGS, MWMS etc.

Seventh Edition

マリガンの**マニュアルセラピー**

原著第**7**版

Brian R Mulligan 著

藤縄 理・赤坂清和・中山 孝 監訳

協同医書出版社

装幀……岡　孝治

MANUAL THERAPY NAGS, SNAGS, MWMS etc.
by Brian R Mulligan
Revised 7th edition 2018
© Plane View Services 2019 Ltd.

Japanese translation rights arranged with Plane View Services 2019 Ltd., Invercargill, New Zealand.

本書第7版の出版にあたり励ましてくれた
妻Dawnに捧ぐ

序　文

　Brian Mulliganは1954年に理学療法士の資格を得て，1974年に徒手療法の免許（Diploma in Manipulative Therapy）を取得した．1996年には，理学療法への貢献によりニュージーランド理学療法士協会（The New Zealand Society of Physiotherapists）の名誉会員となった．彼は1988年にニュージーランド徒手理学療法学会（The New Zealand Manipulative Physiotherapist Association）の終身会員になった．1998年にはニュージーランド理学療法学会（The New Zealand College of Physiotherapy）の終身会員となった．2003年にOtago大学理学療法学部の名誉教授になった．2004年にはアメリカ整形徒手療法学会（The American Academy of Orthopedic Manual Therapy）の特別会員になった．2007年に世界理学療法連盟（The World Confederation for Physical Therapy）は彼の理学療法へのたぐいまれなる貢献に対して，国際貢献賞を授与した．彼は2016年にグラスゴーでIFOMPT（世界徒手理学療法士連盟）から，徒手療法に対する貢献により名誉あるメイトランド賞（Maitland Award）を授与された．徒手療法の世界では彼にとってこれ以上の名誉なことはないであろう．

　彼は1970年からニュージーランドで徒手療法の教育に携わってきた．彼は1972年から徒手療法を国際的に教えているが，彼のコースはいつも好評である．彼の新しいコンセプトを学びたいという多くのセラピストの要望に応え，そして高い水準を保証するために，指導員を認定する国際的な組織を1995年に設立した．その組織は「マリガンコンセプト指導者協会（The Mulligan Concept Teachers Association（MCTA））」という名称である．認定を受けたコースの受講生には質の高い教育水準が保証される．コースの指導者はウェブサイト（www.bmulligan.com）に名簿が載っている．

　Brian Mulliganは，New Zealand Journal of Physiotherapy（ニュージーランド理学療法ジャーナル）や海外の出版物に数多くの論文を著者として掲載してきた．『Manual Therapy"NAGS"，"SNAGS"，"MWMS"etc.（邦訳：マリガンのマニュアルセラピー）』は出版されて以来，現在第7版になってい

る．彼は2003年に，『Self Treatment for the Back, Neck and Limbs（背部・頸部・四肢のセルフ・トリートメント）』を出版した．この本は出版されてから版を重ね，2012年には第3版となっている．

Plane View Services Ltd は，1984年に Brian Mulligan によって最初に設立された．本社は Brian の概念に基づくテキストである『マニュアルセラピー "NAGS", "SNAGS", "MWMS"etc.』と『背部・頸部・四肢のセルフ・トリートメント（Self treatments for the Back, Neck and Limbs）』を制作し販売してきた．Plane View というのは，Brian の事務所の窓から見える Wellington 空港を飛行機が飛び立つ景色から名づけられた．Brian はまた，関節面に基づいて実施する彼のテクニックは適切な名前であると考えていた．

私が Brian Mulligan に新卒の理学療法士としてはじめて会ったのは，1991年にニュージーランドの Invercargill で開催されたマリガンコンセプトのコースにはじめて参加したときだった．長い年月の後，私は現在マリガンコンセプトの指導者となり，マリガンコンセプト指導者協会（MCTA）の会長になり，2019年現在は Plane View Services（PVS）社の新しい社長に就任している．私が熱望していることは，Brian のセミナーの内容を広め続けることであり，そうすることで国内外の理学療法士，カイロプラクター，オステオパス，オステオパシー医師を将来にわたって鼓舞することである．

MCTA により主たるテキストの一冊として承認されているこの第7版は，マリガンコンセプトの認定コースである Part A（頸椎・胸椎と上肢），Part B（腰椎と下肢），そして Part C（発展的テクニック）で使用されるようにデザインされている．"マニュアルセラピー NAGS, SNAGS, PRP's etc." 第7版には上部頸椎の制限や頭痛に対する Brian の最新の C0-3 テクニックが含まれている．第7版は Brian のユニークな会話調のスタイルそのままで書かれ，読みやすく，ユーモアにあふれ，筋骨格系セラピストが今日臨床で働くときにカギになる参考文献となっている．

しかし，読者はマリガンコンセプトは単なるマニュアルセラピーではないということを理解すべきである．それはマニュアルセラピーの要素に機能的なエクササイズと認知療法とを組み合わせたものである．Brian のオリジナルなテクニックと理論は，位置異常を理論化したものが基本となっていると

はいえ，将来研究者たちがMWMs，SNAGsそしてPRPsの有効性について，神経生理学や生態緊張理論（bio-tensegrity）などを含む他の分野からエビデンスを拡大していくだろう．

この本の継続的な歴史とマリガンコンセプトの永続性の一部になれたことを光栄に思う．

Jillian McDowell

MPNZ, Dip. Phys., Reg. Physio Acup., Post Grad. Cert. Sports Med., Dip. M.T., Cred. M.D.T., Cred. Mulligan Concept, MNZCP (Acupuncture), MNZCP (Manipulation), MPhty, MCTA

著者より

　この本は，私のコンセプトを読者に熟知してもらうことを目的に書かれたものです．内容的には，解剖学やバイオメカニクスの詳細があってもよかったと思いますが，このような背景は理学療法士にはよく知られていますし，テキストも非常にたくさんあります．私の最も価値のある自己学習と教育のツールは，プラスチックの脊椎模型と関節のある上肢や下肢の骨模型でした．これらは可動性があり細部にわたり正確で，私が行おうとすることを患者さんに簡単に見せて，説明することができます．このことはNAGS，SNAGS，そしてMWMSを説明するときに本当にそう言えます．筋骨格系の分野で私たちのコンセプトが提供するものはユニークで，マスターすれば非常に価値のあるものです．私は徒手療法を必要としているすべての患者さんがそれによって治療されるようになることを望んでおり，それが適用となり実施されたときには患者さんもセラピストも幸福になります．

根拠に基づいた医療

　そう，400以上の論文が世界中の雑誌に掲載され，マリガンコンセプトを裏づけているのです．そのうち70本は，学術的に期待される高い水準のテキストです．これらの多くは私のウェブページ（www.bmulligan.com）にリストが載っています．

謝　辞

　写真撮影に協力してくれたChris CromptonとTommy Ralphに感謝いたします.

巻頭言

　私は第6版の巻頭言で，私のコンセプトに関する今後の出版物は，新しい著者によって執筆・編集され，この種のテキストに準拠した，よりフォーマルなものになるだろうと述べました．これは当然ながらそのようになりました．Wayne Hing教授が，Toby Hall博士の協力を得て素晴らしい"The Mulligan Concept of manual therapy（マニュアルセラピーとしてのマリガンコンセプト）"を2015年に出版しました．この本の評判は上々で，マリガンコンセプトの指導者たちは，学術的に認められる真の教科書を手に入れたことを喜んでいますし，この素晴らしい本を作ってくれた著者とエルゼビアに感謝しています．新しいテクニックと研究成果が加えられて，この本の第2版が間もなく完成します．それは素晴らしいものです．

　この最新の版では，私はいくつかの誤りを正し，読者にとってさらに役立つものをいくつか加えました．

　ここ数年，私は世界中のいろいろなところに広く旅行して指導をしてきました．私は自己紹介の中で最近常に次のようなコメントをします．

　　「筋骨格系医療の分野において，徒手療法を用いてすぐに痛みのない結果が得られる治療概念は他にありません．さらに，適応するかどうかをテストするのに約2分以内で済み，適切に治療すれば70％の患者に効果があることが証明されるはずだということです」．

　ほかのコンセプトもこのようにできるかもしれませんが，すべての筋骨格系領域を網羅するものではありません．

　私はオーストラリアのMark Oliver（私たちのコンセプトの認定指導者のひとり）についても述べなければなりません．彼は仙腸関節，恥骨結合，そして顎関節に対する徒手治療に私たちのコンセプトを適用するうえで素晴らしい進歩をもたらしましたが，この本の中には含まれていません．彼はこれらの関節については彼自身の本を出版するでしょう．めまいの領域については他の指導者で，この分野のエキスパートであるFrank Gargano（USA）がい

て，彼の博士論文はこのテーマでした．彼は顎関節のエキスパートでもあります．

　私は私の指導者でもあるJosef Anderson（デンマーク）についても述べなければなりませんが，彼はスポーツ外傷に対する私たちのコンセプトの特別な適用について教えています．彼のコースは本当に人気があります．最後に私は私たちの指導者であるYuval Davidについても紹介しますが，彼は私たちのコンセプトに新しい次元の概念，「運動を伴う収縮（Contraction with Movement；CWM）」を加えました．彼は「MWMに運動を伴う筋収縮を結びつけることで，痛みのない運動を可能にして，ただちに可動域を増やすとともに長期間効果が持続し，マリガンコンセプトの運動の記憶をもたらす」と唱えました．Yuvalに感謝します．そのアプローチの文献にはさらに多くのことが書かれているだろう．YuvalもJosefと同様に，スポーツ外傷に対する私たちのコンセプトの適用についてのコースを行っています．

監訳者の序

　現在理学療法，特に徒手理学療法の中で，世界的に注目され広がっている体系の一つにマリガンコンセプトがあります．この体系が日本に紹介されコースが開催されたのは，2001年8月でした．当時の日本理学療法士協会現職者講習会として，福岡県理学療法士会と埼玉県理学療法士会のご協力を得て，福岡県柳川市と埼玉県越谷市で開催されました．そして，この体系を日本でより広めるために『マリガンのマニュアルセラピー』（原著第4版）の日本語版が出版されたのは2002年7月です．それ以降，毎年8月に日本の各地で2ないし3コースが開催されてきました．その間，2007年9月には『マリガンのマニュアルセラピー 原著第5版』も出版されました．

　マリガンコンセプトの原著第6版は，第5版の誤りなどが修正されただけで大きな変更はありませんでしたので，日本語版は出版しませんでした．ちなみに日本語版第5版は，左右の誤りなどの明らかな部分は監訳者の方で修正しました．そして，2018年出版の原著第7版は，内容の大幅な改訂と，写真がカラーになり書式も縦長から日本ではあまりなじみのない横長の本になりました．しかし，日本語版第7版の出版においては，できるだけ低価格におさえて，広く普及させたいという思いから，著者の了解を得てA5判縦長，白黒としました．

　原著第7版では，マリガンコンセプトのコースでは紹介されていましたが，テキストには掲載されていなかった新しい略語，"PILL"と"CROCKS"が加えられました．これらは，いずれもこのコンセプトでは重要な原則です．"PILL"はP「痛みがない（Pain free）」，I「すぐに結果が出る（Instant result）」そのため他の多くの治療を必要としない，そしてLL「長く（Long）効果が持続（Lasting）する」の略語です．"CROCKS"はC「禁忌（Contraindications）」，R「繰り返し（Repetitions）」，O「加圧（Over pressure）」，C「コミュニケーション（Communication）と信頼（Confidence）」，K「知識（Knowledge）」，そしてSには多くの原則が含まれ，「持続（Sustain）」，「ゆっくり（Slow）」，手指を通した「感覚・感性（Sense）」，ハンドリングの「技術

(Skill)」を表しています．これらは，コースの中で常に繰り返し教えられる原則です．

　原著第7版の日本語訳は，最初に赤坂，中山，亀尾，藤縄が分担して行い，赤坂，中山，藤縄がそれぞれすべての日本語訳について監訳し，表現・用語を統一しました．2001年にオーストラリアから公認講師を招聘して日本で行われてきたマリガンコンセプトのコースですが，2014年に日本で初めてマリガンコンセプトの認定セラピスト(Clinical Mulligan Practitioner；CMP)試験が行われ，現在までに日本で約50名のCMPが誕生しています．そして，2018年12月に本書訳・監訳者である赤坂清和と中山孝がマリガンコンセプト指導者協会(Mulligan Concept Teachers Association；MCTA)認定講師となりました．講習会は，現在までに国内で8回開催されてきましたが，現時点ではCOVID-19のため休止を余儀なくされています．2021年度にワクチン接種が進み，COVID-19の感染者数が減少し，講習会開催のめどが立ち次第再開する予定です．

　本書が，エビデンスの蓄積とともに世界的に行われているマリガンコンセプトの推奨テキストとして日本の多くのセラピストに広まり，日本でのエビデンスが構築され，今後の医療に貢献できる一助となることを願っています．

　2021年6月

藤縄　　理

赤坂　清和

中山　　孝

訳　者 (五十音順，○は監訳者)

○**赤坂　清和**（あかさか　きよかず）
埼玉医科大学 大学院 理学療法学
（p.45〜94）

亀尾　徹（かめお　とおる）
医療法人社団祐昇会，サンフレッチェ広島 メディカルアドバイザー，iCD
Academy
（p.10〜44）

○**中山　孝**（なかやま　たかし）
東京工科大学 医療保健学部 リハビリテーション学科 理学療法学専攻
（p.95〜142）

○**藤縄　理**（ふじなわ　おさむ）
福井医療大学 保健医療学部 リハビリテーション学科 理学療法学専攻
（p.iii〜xi，1〜9，143〜170）

目　次

第 1 部

I. 脊椎のモビライゼーション

緒 言

　私が用いるモビライゼーションは，常に椎間関節の治療面に対して平行に行われる．また，治療面に対し直角に離開することもある．このことはFreddy M Kaltenbornの本『四肢関節のモビライゼーション(Mobilisation of the Extremity Joints)』の中で述べられている四肢関節のモビライゼーションに用いる原則にしたがっている[1]．彼はこの著書の中で，治療面とは凹の関節面に対応していると述べている．治療面は凹の関節面とともに動く．すべての脊椎椎間関節面の方向を熟知していることは理学療法士にとって義務である．

　あなたたちが本書を読み進めていくとわかるが，私の頸椎や上部胸椎のモビライゼーション，そしてほとんどすべての脊椎の運動を伴うモビライゼーションは，患者が体重支持している状態で行われる(立位や坐位)．私はこの点が非常に重要だと考えているが，非荷重で行われる手技は，患者が直立位になると改善効果が失われてしまうということである．

　このテキストの中では述べられていないが，著者によって他の形態の適切な理学療法も提供されている．ここで指摘しておきたいのは，McKenzieの著書『腰椎』で書かれているマッケンジー法で十分対処できる坐骨神経痛性側弯症(側方偏移 lateral shift)を生じている病変に対して，私のアプローチを使うことはほとんどないことである[2]．

A. 頸椎と上部胸椎
(NAGs（椎間関節自然滑走法），SNAGs（持続的椎間関節自然滑走法），MWMs（運動併用モビライゼーション），SMWAMs（上肢運動併用脊椎モビライゼーション））

1. NAGs（椎間関節自然滑走法）
ナッグス

解 説

　NAGsは，私が振動的モビライゼーション（oscillatory mobilisations）につけた名称で，第2頸椎（C2）から第7頸椎（C7）の椎間関節に用いることができる．それは椎間関節自然滑走法（Natural Apophyseal Glides）の頭文字からきている．

　NAGsは，中間から最終域での椎間関節モビライゼーションで，治療する関節面に沿って前頭側に動かす．患者の耐性に応じて段階的に行う．ごくわずかな不快感は生じるかもしれないが，決して痛みを起こしてはならない．患者は常に椅子に腰掛けることで，最も都合のよい開始肢位となる．この姿勢は特に後弯の強い患者では，腹臥位よりはるかに適している．このテクニックは患者をより快適にするために，ごく軽い徒手牽引と組み合わせるとよい．

　このテクニックは脊椎の運動性を増し，運動に伴う痛みを減少させるのによく用いられる．高齢者に対して「優しい心遣い」として使うと非常に有効である．頸椎の運動制限が大きな患者にとっては，その運動制限が重度な構造的損傷や他の禁忌となる病理的所見がない限り，思いがけないほどの効果をもたらす．

　このテクニックは過敏性（irritability）に対するよい検査でもある．もしテクニックが巧妙で穏やかであっても，痛みが出ないようにすることができなければ，気をつけること！ 私の場合，このことは他の種類の徒手療法が禁忌となり得ることを意味している．徒手治療法の後に起こる筋肉痛は通常NAGsによって改善する．それはしばしばSNAGs（Sustained Natural Apophyseal Glides）と組み合わせて用いられたりするが，これらについては後で述べる．
スナッグス

テクニックの説明（図1a参照）

　患者に丸椅子や椅子に快適な状態で座ってもらう．いろいろな体格の患者に合わせるには，高さを調節できる椅子が役立つであろう．

　右利きのセラピストの場合，患者の右側に立ち，セラピストの下部体幹を患者の右肩の前外側に当てる．これはモビライゼーションを実施するときに患者の体幹を固定するためである．

　患者の頭をセラピストの上腹部と胸にのせて心地よい状態で保持し，右前腕を患者の左顎関節と交叉するように斜めに当てる．頭の位置は回旋と側屈が入らないようにすべきである．患者の頭をセラピストの胸の下部で軽く圧迫するので，私は女性のセラピストには胸と患者の頭の間に柔らかいパッドを入れておくようにいつも助言する．私は常に白衣と患者の顔の間にティッシュペーパーを入れておくが，それは衛生上の理由と化粧が白衣につかないようにするためである．

　右小指の中節骨を，モビライゼーションする関節の上位棘突起のまわりに（引っ掛けるように）当てる（第5頸椎／第6頸椎間（C5/6）関節をモビライゼーションする場合，セラピストの中節骨はC5棘突起のすぐ下に置く）．右

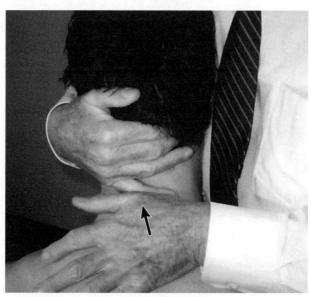

図1a　頸椎の中心性NAGs

手の示指，中指，環指は後頭骨の周囲を包み込み，もしセラピストの手が十分大きければ，患者の頭をできるだけ強い力でしっかりと固定する．セラピストは両足を離して立ち，体重の大部分を右下肢にかける．こうすることで頭部が確実に保持されて，頸椎に穏やかで効果的な離開が加わる．右上肢は頸部の屈曲の程度も調節する．頸を幾分屈曲すると，選択した棘突起により触りやすくなる．このテクニックでは部位によって関節面の方向が変わることを忘れずに注意すること．C5棘突起はC6の長い棘突起のすぐ近くにあるために，屈曲させずにしっかり触れることはほとんど不可能である．

次にセラピストの左の母指球外側縁を，右手小指の上に下方から当てる．そして，左手で前上方へ，眼球に向けて押すことで，接触している小指を介して必要な滑りを治療面に沿って加える．確実にしてほしいことは，セラピストの小指はリラックスさせ，モビライゼーションはもう一方の手だけで実施する点である．

患者の頭蓋は全く動かないようにすべきである．左上肢の手関節は，椎間関節面に合わせて傾けた前腕に対して背屈位になるようにすべきである．滑りはリズミカルに行い（例えば1秒間に3回），中間位から最終域まで動かす．患者の体幹はセラピストの体で固定することを覚えておくこと．気をつけなければならないことは，治療面の方向に確実に滑らせることであり，もしそうしていないときには，痛みを起こしてしまうであろう．もしセラピストが，頭腹側へ正確な上方への滑りを出す前に腹側へのスラストをしてしまうと，患者は受け入れがたい痛みを感じるであろう．

モビライゼーションは6回以下繰り返し，その後運動を再評価する．ときには変化が得られるまで数セット必要である．すべての種類の徒手療法にいえることだが，もし改善が認められなければ，その他の治療を選択すべきである．もちろん，セラピストが治療部位を間違っていたり，患者によってはいくつもの部位が障害されていることもあるだろう．

覚えておくことは，患者がNAGsによって多少なりとも不快を感じるようであれば，セラピストは右下肢へもっと体重を移動させ，軽い牽引を加えるということである．この方法で不快感という問題は解決されるはずである．

NAGsは，このテクニックをマスターした仲間たちによってとても有効なテクニックだと報告されてきたし，私もこのテクニックを頸椎に障害のある

患者，特に高齢者や頸椎全体に運動制限を抱えている患者に用いてきた．私の患者で1人だけNAGsで不適切な反応が出たことがあった．この反応が起こったとき，私はリバースNAGs（次項で説明するが）を用いたところ，患者はただちによくなった．この反応は本当に忘れられないものであった．37歳の男性が，両側の頸部痛とすべての方向への顕著な運動制限を訴えていた．私は穏やかなNAGsを実施したところ，その結果，不運にも可動域はさらに減少した．そこでリバースNAGsを用いると，彼の症状は事実上消えた．2日後に2度目の来院をしたときに，彼は完全に回復しており，それ以上の治療は必要なかった．

「新しい」一側性の上部胸椎の肋骨を介したNAGs

　肋骨が胸椎と関節を形成しているため，この部分を動かすことには苦労する．この新しい手技は，患部に何か別なことが起こっているように感じられ，患者に喜ばれる．

テクニックの説明（図1b参照）

　セラピストは腰掛けている患者の脇に立ち，右腕を患者の前で交叉させて左肩を把持して固定する．セラピストは十分に曲げた左示指の近位指節間関節を，障害のある高位の胸椎横突起のすぐ側方に下から当てる．セラピストはそこに当たっているのを感じるだろう．指をその部位にしっかり当てたまま保持する．そしてその高位の肋骨をリズミカルに数回頭側に引き上げる．治療をしているときはごくごく小さい運動をその部分に加えるだけだが，その高位の複雑な関節に影響を及ぼす．場合によってはいくつかの高位に障害があるが，すべて同じように対処する．一度この手技を習得すると，それに素晴らしい価値を見出すだろう．

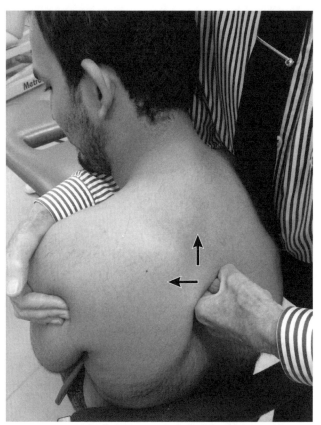

図1b 肋骨を介した上部胸椎の一側性のNAGs

２．リバースNAGs（逆椎間関節自然滑走法）
ナッグス

解　説

　私は，これから紹介するモビライゼーションを教えるときに，上部胸椎に対するこの世の中で最高のものであると主張している．これは，頭が前に出ている患者に行う頭を引っ込める運動を，事実上，受動的に再現するものである．患者は，それらのテクニックが適切に行われたときには，「素晴らしい」と言い，上部胸椎の硬さが取れたと感じる．

　これらのモビライゼーションは名前が暗示しているように，NAGsの反対である．NAGsを行うときには（例えばC7/T1），上の関節面が下に対して上方へ滑るが，リバースNAGsでは下の関節面が上に対して上方へ滑る．もしNAGsがうまくいかないとわかれば，次にこのテクニックを試みるべきである．このテクニックは下部頸椎でも役立つかもしれないが，基本的には上部胸椎の治療に用いるモビライゼーションとして選択すべきである．私は上部頸椎と中部頸椎にはそれらの価値を今まで見出していない．

　リバースNAGsは両側に行うことが可能だが，通常，疼痛側へ一側性に用いる．セラピストの手が小さい場合は，両側性に行うことはできないが，一側性には誰でも実施できる．

テクニックの説明（図2a，2b，2c参照）

　患者は坐位になる．セラピストは患者の横に立ち，患者の頭を前腕と体幹で快適に包み込む．セラピストは障害されていると考えられる椎骨の上に後方から小指を当てる．空いている手の中指，環指，小指をしっかりと握る．示指の指節間（IP）関節を屈曲し，母指と示指の中手指節間（MP）関節を伸展する．母指と示指を上位椎椎両側の突出した横突起に触れられるように開く．下部頸椎の関節柱に触れる場合は，指を近づけてV字指の形をつくる（図2a，2b参照）．手関節は伸展位にしなければならない．

　モビライゼーションはセラピストが下の関節面を上の関節面に対して上方へ滑らせることで実施する．これはセラピストの下方の手で，治療面に沿って押し上げることにより達成できる．上部胸椎のリバースNAGsでは，セラピストは最初に選んだ部位の横突起へ確実に母指と示指を当てて強く圧迫

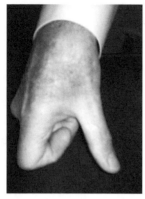

図2a 上部胸椎を治療すると
きの指の形

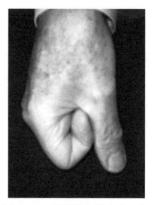

図2b 下部頸椎を治療すると
きの指の形

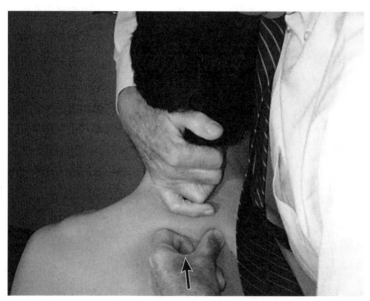

図2c 上部胸椎へのリバースNAGs

し，次に治療面に沿って頭側へ滑らせる．セラピストは腹側への圧を維持し
たまま横突起を介して上方へ滑らせる．NAGsでは，障害のある部分の上の
関節面を下の関節面上で上方に動かす．リバースNAGsでは，下の関節面を
上の関節面に対して上方へ動かす．上記の手順は両側性あるいは一側性に行

えるテクニックである.

　実際には，一側性の運動制限がある場合は制限側に重点を置いて治療している．両側性に動きが制限されている場合，制限の強い側を先に治療してから，他側を行うようにしている．一側に行うときはセラピストの開始肢位は同じであるが，示指か母指のどちらかで力を加えるように心がける．患者が快適になるように，セラピストの手と患者の背中の間にスポンジを当てて行うとよい.

　セラピストの母指に過可動性がある場合は，どちらの側も示指で治療するとよい．場合によってはセラピストの他方の手を肩の前方に当てて体幹を固定して行うとよい[訳注].

訳注）コースでは，T2より下部の胸椎を治療する場合は，肩で体幹を固定する
　　　ように指導される.

3．SNAGs（持続的椎間関節自然滑走法）
スナッグス

解　説

　SNAGs（Sustained Natural Apophyseal Glides（持続的椎間関節自然滑走法）の頭文字を取った略語）は，頸椎，胸椎および腰椎の治療に有用である．SNAGsとは運動に持続的な椎間関節の滑り運動を組み合わせたものである．当初は脊椎の運動にのみ用いていたが，脊椎の椎間関節面が「位置修正」されている間に四肢の運動を行えることに気づいた．これについては後に腰椎の項で「スランプストレッチ（slump stretch）」が陽性になった場合を例に挙げて説明する．腰椎，胸椎に対するSNAGsについては後述するが，私にとって頸椎のSNAGsは貴重な学習体験であった．運動時にモビライゼーションを併用（mobilisation with movement（MWM））するという，徒手療法領域における全く新しいアプローチの最初の事例であった．

　運動併用モビライゼーションの簡単な定義（SNAGsもMWMの1つである）：

　　　　運動もしくは動作を行っている間，隣接する関節面に対して該当関節面
　　　　を持続的に位置修正することである．

　損傷や筋不均衡によって生じた微細な位置異常が生じる可能性があり，運動などが行われている間これが修正され，維持されることによって効果が出るものと私は考えている．

　頸椎に対する独特な手技として使いはじめたこのテクニックは，他の脊椎分節，胸郭，仙腸関節の治療においても用いることが可能な重要な位置を占めることがわかった．これらがうまく効果を出したことで，四肢関節における運動併用モビライゼーションでも応用可能だと考えられたし，実際にそれが確認された．これは本書の四肢の項で取り扱う．SNAGsは効果的で，安全で，痛みもなく，応用が簡単で，運動にモビライゼーションを併用するという概念の導入にはもってこいである．この頭文字を用いるのがミソである．簡潔でわかりやすく，治療を記録する際に必要な追記事項は治療した分節レベルのみである．例えば，「C6に対する右回旋SNAG×3」と書けばよい．仮にSNAGsを一側性に実施した場合，「C6右に対する一側性右回旋SNAG×3」となる．私のテクニックを用いた際の記録方法の詳細については, McDowell

らの文献3を参照願いたい．SNAGsをはじめとする運動併用モビライゼーション啓発の一助となるよう，私はクリニックで患者を撮影し確証となるビデオを撮りためている．

　脊椎や四肢の徒手療法を扱った素晴らしい参考書はたくさんあるが，運動にモビライゼーションを**併用する**といったものはどの部位でも目にしたことはない．

　SNAGsは必ず関節運動の最終域まで行い，患者は空いている手で加圧を加える必要がある．正常な関節可動域が失われた場合，SNAGsを行うことで関節運動制限は消失，あるいは劇的に減少し，その間痛みを感じることはないはずである．もし制限に変化がみられなければ，治療時間を無駄にしてしまうことになる．そのときには，その他の徒手療法を試してほしい．これらのテクニックは非常に優れているため，適応がある場合には最初の運動併用モビライゼーションで改善がみられるはずである．

PILL反応とCROCKS

　運動併用モビライゼーション（MWMsやSNAGs）を指導する際，私はいつもホワイトボードに頭文字から取った2つの略語を書くことにしている．

　1つ目が**PILL**である．

　MWMsを**評価**として用い，その結果PILL反応がみられた場合，治療に用いることになる．

　Pは，無痛（Pain free）である．モビライゼーションと運動の双方とも無痛でなければならない．米国のように訴訟が盛んな国では，このルールは重要である．

　Iは，即時効果（Instant result）の略である．関節運動もしくは機能の状況が即時的に痛みなく変化しなければならない（数回の治療後という意味ではない）．

　LLは，効果の持続（Long Lasting）を示している．うまく対処しなければならない潜在的な病因がない限り，得られた改善の大部分は維持されるはずである．すなわち頸部の問題や頸椎由来の頭痛があるときはベッドにうつ伏せになることである．**重要**なのは，PILL反応が得られなければ，そのテクニックを用いないこと．**単純な話**．

2つ目の略語はCROCKSである.

Cは，禁忌(Contraindications). 読者は徒手療法の禁忌事項をご存じだと思うが，さらにこれをリストに加えていただきたい.「PILL反応がない場合」である. PILL反応がない場合，MWMsは禁忌である.

Rは，反復(Repetitions). 徒手療法によって潜伏していた症状が誘発されるような反応を示す患者に備え，脊椎では最初の治療日には治療回数を3回以下にすべきである. それ以降は必要に応じて7から10回に増加させてよい. ホームエクササイズとして用いる際には7から10回，1日に数セット自宅で実施する.

四肢へのMWMsでは，慢性の状態であれば7から10回を3セットまで適用できる. 関節が易刺激性(irritable)の状態であると考えた場合，初回治療時は常に安全面に注意を払うべきである.

Oは，加圧(Overpressure). これは患者自身，アシスタントもしくはセラピストが加えるものである. 効果の持続に重要な要素である.

Cは，コミュニケーションと自信(Communication and Confidence)である. 患者にこれから何をするのか，どのような結果が得られると予想されるのかを説明することが必要である. PILL反応を説明するのも重要である. もし何か少しでも不快感を得たら，即座に知らせてもらわなければならない. その場合セラピストの動作に若干の調整が必要だと考えられる. 患者がセラピストの自信を感じ取ったとしたら，より治療に協力的になってくれるはずだ. 私はいつも自信を持ってMWMsを実施している.

Kは，知識(Knowledge). 治療面とセラピストが対応する病理についての知識である. そう，我々は優れたセラピストになるために，これまでも多くの知識が必要であった.

Sは，多くのことを意味する. 運動手順全体にわたり，開始肢位に戻ってくるまで加えたモビライゼーションを持続すること(Sustain). 次はゆっくり(Slow Speed). セラピストが正確に治療面の修正を維持できるように，患者にゆっくり動かすよう依頼する. 指を介して今何をしているのかを感じ取る(Sense)ことができるハンドリング技術(Skill)が必要である. 素晴らしい徒手療法士になるには，卓越した技術(Skill)が必須である. 常識(Common Sense)ではあるが，我々にはこれを獲得することが必要で，これなしではう

まくはいかないのである.

テクニックの説明

　すべてのSNAGsテクニックを説明するのに一番いい方法は,それらの応用と関連づけて話をすること,それらをどのように取り扱えばいいのかを説明することである.

　すべての治療と同様,治療に先だって患者に説明しなければならない.**本書で取り扱うSNAGsおよびその他すべてのテクニックは,患者の協力なくして成功することなどあり得ない.** これを確かなものとするには,セラピストが何をしているのかを患者が十分に理解していることが必須であり,強調すべき最も重要な特徴は,運動併用モビライゼーションを用いたテクニックでは**痛みを伴うことは全くない**ということである.もちろん痛みはさまざまな理由で生じる可能性があるので,これらをしっかりと確認しなければならない.すでに述べたように,セラピストが選択した部位や滑りの方向が正確ではなかったのかもしれない.他のポイントとして,適用したテクニックが間違っていたのではなく,セラピストのハンドリングがよくなかったのかもしれない.もしもセラピストの指や手が触れた組織が過敏な状態であったとしたら,薄いフォームラバーをあてがうといいかもしれない.最後に,SNAGsは脊椎の機械的機能異常すべてを治癒させるものではなく,痛みが誘発されたならば用いてはいけない.最初のSNAGテクニックは頸部の全体的な痛みと硬さへの適用である.一側性の症状がある場合,セラピストの治療選択は一側性SNAGとなる.これらについて以下に述べる.

(1) 両側の回旋可動域拡大や回旋運動に伴って出現する痛みの軽減 (図3a, 3b参照)

　患者に椅子に座ってもらい,セラピストは後方に立つ.一側母指の末節骨内側縁を問題があると疑われる部位の上位棘突起上に置く.母指の爪はおよそ45°傾け,患者の眼球の方向に向ける.反対側の母指でこれを補強する.C5/6に障害がある患者の場合,C5棘突起に母指を置くということである.母指の内側縁を用いるのは,C5棘突起はとても小さく,母指先端の指腹部分では広すぎて選択的にこれを押すことができないというわけである.他の指

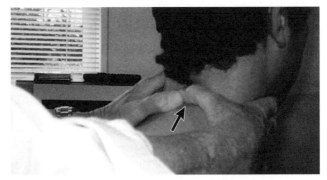

図3a 棘突起に対する頸椎回旋SNAGs
患者は空いている手でオーバープレッシャーを加える.

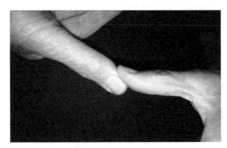

図3b SNAG時の両母指の使い方

は下顎外側もしくはその直下に優しく置いておく. 母指以外の指でいくらか
持ち上げるようにし, 運動時に頸部が屈曲してしまうのを防ぐ. そして該当
棘突起を治療面(眼球の方向)に沿って上方に動かす. 上にのせた母指で直接
触れている母指を押し上げるようにして棘突起に力を加える. この椎間関節
への滑りを加え続けたままで, 患者に制限された痛みのある方向にゆっくり
と頭部を回旋するよう伝える. 頭部を回旋している間中, 回旋運動に伴って
加えるべきモビライゼーションが治療面に沿って加え続けられるように手を
追従させる必要がある. SNAGsが適応となる場合, テクニックが正確に施
されれば, 患者は痛みを感じることなく頭部をより大きく回旋させることが
できるはずである. 患者にオーバープレッシャーを加えてもらおう. モビラ
イゼーションは患者が頭部を正中に戻すまで加え続けること. これを数回繰
り返し, その後再評価を行う(モビライゼーションを加えるという). 補助な

しでも自動運動が大きく改善しているはずである．SNAGsが効果をあげる
ときは驚くほどの変化がみられる．しかし，治療しすぎないように．

　初診の患者では，改善がみられたらそれで終わりにしよう．他の徒手療法
と同様，翌日患者が痛みを訴えることが少なくない．しかし，このような場
合でも不快感はほんの短い間だけなので，私は2日後に治療を行うであろ
う．患者がセラピストの母指の部分に圧痛を訴えることがあるが，治療すべ
き関節を「SNAGする（引っ掛けて動かす）」のなら，患者が感じるのはそれ
のみである．もしテクニックで痛みが消えず，患者が一側性の症状を訴えた
ら，セラピストは一側性の手技を用いる．もし治療を実施したその場で変化
がみられなかったとしたら，治療を止めるべきであることを覚えておくこ
と．SNAGsは誤った部位に圧を加えたとしたら何ら変化を生じないので，
問題のある部位を突き止めるという診断的にも役に立つ．体重を負荷した状
態で自動運動とモビライゼーションとを組み合わせることは素晴らしい結果
を生む．

変法：一側性SNAGs（図3c参照）

　SNAGsが棘突起を介して行われる場合，もちろん両側性のテクニックと

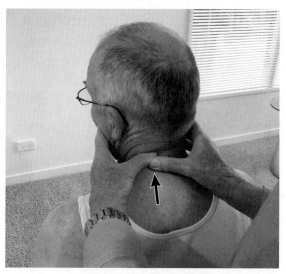

図3c　左一側性SNAG

いうことになる．左右の椎間関節を均等に滑らせることになるからである．左右どちらかの関節柱を選択して実施することで効果があがることもある．C5/6に問題がある場合，C6上のC5に，棘突起の場合と同じように，母指とその他の指を配置する．しかし，右側を「SNAGする」場合，傾けたセラピストの右母指を関節柱（C5）に当て，左母指で押し上げる．左側を「SNAGする」場合は，セラピストの左母指を関節柱に当てる．正しい方向に動かしていることを確認すること．脊椎の病変は通常左右どちらか一側のみに生じるので，一側性のSNAGを適用するのがより論理的だと思われる．右回旋で痛みを生じる患者の場合，まず右の一側性SNAGを行う．効果が得られなければ，次に左の関節柱を試してみる．これもうまくいかないようなら，次に棘突起へのSNAGを行う．オーバープレッシャーを覚えていてもらいたい．患者自身の手で頭部を引っ張るようにさらに回旋させてオーバープレッシャーを加えてもらい，2秒ほど保持することで回旋に対するSNAGsはさらに効果的なものとなる．

　ここで，痛みが全くなく，よく動くようにみえる方向に対してSNAGsを行う場合もあることを述べておきたい．手順は制限や疼痛がある回旋方向に行うのと全く一緒だが，患者からのフィードバックがないことが，セラピストが正しい分節に手を置いていることの証となる．最終域で，もちろん患者自身によるオーバープレッシャーを加えることが重要である．

　オーバープレッシャーを伴ったSNAGsを6数えるまでやった後は，頸部の機能は驚くほど改善するはずであり，そうでなければ別のテクニックを用いる．

(2) 側屈の可動域拡大や側屈運動に伴って出現する痛みの軽減 （図4参照）

　この手技は回旋に対する場合と実質的に同じである．患者には椅子に座ってもらう．セラピストは患者の後ろに立ち，両母指を（回旋のときと同様に）障害が疑われる部位の上位棘突起上もしくは痛みがある側の関節柱に置く．C5/6の治療を行うときには，C5上に置く．セラピストが椎間関節面に沿って押し上げる持続的な圧を加えている間に，患者に制限や痛みのある側屈方向にゆっくり動かしてもらう．痛みがあってはならない．もし痛むようであれば，多分セラピストが正しいレベル上に指を置いていないということであ

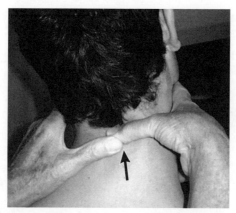

図4　棘突起に指を置いた頸椎側屈のSNAGs
患者はオーバープレッシャーを加える．

ろう．側屈に伴い，その椎骨は1つ下の椎骨に対して傾きを生じる．セラピストが椎骨を押し上げているとき，上位の椎間関節が正しく動くことができるよう，この傾きに合わせて手を傾ける．

　最終可動域まで行ったら，患者自身の手で頭部を引くようにして側屈へのオーバープレッシャーを加え，最終可動域で2秒間維持することを覚えておく．

(3) 伸展の可動域拡大や伸展運動に伴って出現する痛みの軽減（図5参照）

　この手技もすでに述べた2つの方法とほぼ同じである．患者は椅子に腰掛け，セラピストの両母指は前述の2つの方法同様，障害があると思われる頸椎分節の上位棘突起に置く．セラピストが椎間関節の治療面に沿って押し上げた後，患者はゆっくりと頸部を伸展させる．頸部が正中位に戻るまでこの滑り運動を加え続けなければならない．

　本書であきあきするほど繰り返し述べていることであるが，患者にとって全く痛みがないということが重要である．もし痛いようであれば，SNAGsを用いるべきではない．セラピストの第1選択肢で痛みが生じたとしたら，別のレベルで試してみるべきである．1つ下位の棘突起を選択すると適切である場合が多い．私が患者を診てきた経験上このようなことはよくみられた．しかし，私が母指の位置を変更すると，患者から歓喜の驚きがもたらさ

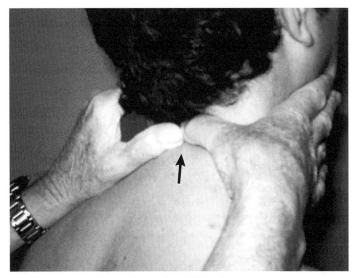

図5　棘突起上での頸椎伸展に対するSNAGs

れた.

　頸椎の伸展に対するSNAGsは，80％以上の患者で有効であることが証明
されるであろう．このテクニックを3回繰り返し，動きを再評価する．ここ
で述べなければならない重要なコメントは，頸椎が伸展方向に動くと椎間関
節は垂直になるということである．セラピストは椎間関節面の方向が変化す
ることを見込んで，全可動域にわたって治療面に沿って押し上げることがで
きるよう留意しなければならない.

変　法

　頸椎が伸展方向に動くと，棘突起同士が接近し，選択した部位に母指を置
き続けることが困難となる．特にC5/6レベルに置くとき，もしくは小さな
頸を扱ったり，セラピストの母指が大きすぎたりした場合には特に問題とな
る．このような場合，セルフSNAGsが威力を発揮する．これは非常に効果
的なので，頸椎の伸展に障害を持って訪れる患者すべてになるべく早くセル
フSNAGを教えるようにしている（後述）．他の変法として，棘突起の代わり
に両母指を一側の関節柱に置く方法が挙げられる.

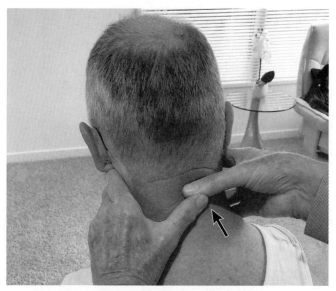

図6　棘突起上での頸椎屈曲に対するSNAGs

（4）屈曲の可動域拡大や屈曲運動に伴って出現する痛みの軽減

　屈曲の可動域制限を劇的に改善してくれるテクニックが2つある．最初に簡単に説明するのは，ご想像の通りSNAGsだが，2つ目は全く違うもので，「拳牽引」と呼んでいる．

屈曲に対するSNAGs（図6参照）

　セラピストは椅子に腰掛けた患者の後ろに立ち，そう，もうおわかりの通り，治療を必要としている脊椎分節の棘突起もしくは関節柱上に一側の母指を置き，他方の母指でそれを補強する．患者が頸部を屈曲させるのに合わせて，セラピストは治療面に沿って押し上げる．完全屈曲した状態では治療面はほぼ水平となるため，運動に伴って治療面の方向が変化するということを心に留めておかなければならない．さもないと効果が上がらず，痛みが出てしまうであろう．数回繰り返すことにより効果が上がるはずである．

屈曲に対する拳牽引（図7参照）

　これは非常に簡単に行えるものであり，屈曲可動域の中間域から最終可動

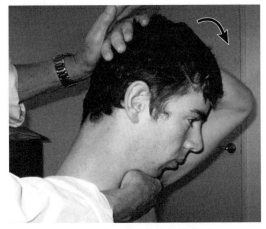

図7 頸椎屈曲に対する拳牽引

域にかけて痛みを訴える患者の80％以上に効果が見込まれる.

　患者には椅子に座ってもらう. セラピストは次の方法で患者の顎の下に握り拳を置く. 丸めた母指と示指でできた円の中に患者の顎の先端を軽くのせる. 丸めた小指は胸骨の上端に置く. 患者に自分の一側の手を後頭骨の基部に当ててもらい, 頭部を前下方に引っ張ってもらう. セラピストの拳が楔の役割を果たし, 顎を動かすことができなくなるため, それが頭蓋回転運動の支点となり, 結果的に下位頸椎椎間関節の離開 (distraction) を生じる. この牽引を10秒間保持し, 3回繰り返す. 痛みがあってはならない. もし痛むようなら, 他のテクニックを試すべきである. 痛みが起こりそうな屈曲角度に至る前に運動を制限することができるくらい, セラピストの拳が十分な大きさでなければならない. もしもセラピストの拳が小さい, もしくは治療すべき頸部が大きい場合, 顎が拳に当たる前に痛みが生じてしまい, 治療はうまくいかない. このような場合は小さく折りたたんだハンドタオルをセラピストの小指の下に来るよう患者の胸骨上に置くことで, テコの支点としてよりよく働くようになる. その他の変法に, 楔としてうまく作用するくらい十分な厚みのある本を顎の下に挿入する方法がある. ホームプログラムとして, 患者に「セルフ (自分で行う) 拳牽引」を指導し, 実施してもらうとよい. 患者自身の拳を用い, 反対側の手で頭部を前方に引くか, もしくは楔として本などを用いてもよい. 後者のやり方では両手で牽引を加えることも可能であ

る．いずれのやり方でも，牽引は少なくとも10秒は保持し，3回繰り返す．「拳牽引」はとても素晴らしいもので，数年前までこれを考えられなかったのが驚きであるほどである．

　もしもこのテクニックが功を奏さない場合，そんなことはめったにないが，問題となっている部位が上位胸椎レベルに存在している可能性がある．頸の屈曲最終可動域にのみ痛みが生じるような場合，多くの場合で上位胸椎由来であると考えられる．この領域に対する治療の項，すなわちこの部位のSNAG，リバースNAGsもしくは肋骨に対するテクニックを参照していただきたい．

4. セルフSNAGs
スナッグス

解　説

　徒手療法は，それがマニピュレーションであれモビライゼーションであれ，一般的に機能の再獲得を請け負うものであり，大抵のセラピストは患者に日常的にエクササイズをしてもらうことで治療を継続するよう依頼することが多い．頸椎の場合，我々は家で日常的に行う治療として非常に有効なセルフSNAGsを考案した．実際これが奏功することが多く，患者が積極的に治療に参加してくれるような場合には，これが唯一の徒手的テクニックとなることも少なくない．患者の回復を早める傾向にあるため，収益を減らす技術である．患者にセルフSNAGのやり方を示す前に，連結している脊椎モデルを用いてこの方法がどんなものなのかをすべて説明する．患者自身でその構造をはっきりと知り，エクササイズの目的を理解することが可能となる．セルフSNAGsは，患者がその症状を呈しているときに指導するのが重要である．このため初診日，他の手段をはじめる前に指導することを私はお薦めする．そうすることで患者はその効果を実感することができ，理解が深まる．

テクニックの説明

(1) 頸椎回旋に対するセルフSNAGs （図8a，8b 参照）

　必要な「用具」は，小さなタオル1つだけである．タオルの縁の一辺を選択した棘突起の下に引っ掛ける．まず患者に同じ縁の両端をしっかりと把持してもらい，次のように操作する．右回旋の場合，右手でタオルの左端を握り，左手でタオルの右端を握る．下方にある左腕を椅子の背もたれに引っ掛けてこの腕を固定し，胸椎の回旋を防ぐ(注：重要)．そして右手でタオルを椎間関節の面に沿って（目の方向に）引き上げ，患者は頭部を右へ回旋させる．正しく行えば，多分タオルは顔の横にくっついたままになる．上にある右手は，運動が起こっている間中，目の近くに置き，それが維持されるようタオルの位置を保持しておかなければならない．SNAGsは一切の不快感がない状態で行わなければならない．もし痛いようであれば，誤ったレベルで行っていないか，引っ張る方向が間違っていないかを確認する必要がある．この治療を完全なものとするために，セラピストや患者の家族などに最終可

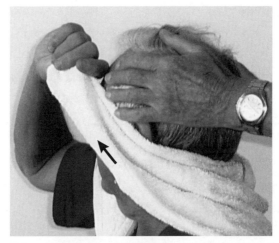

図8a　タオルを用いた頸椎回旋に対するセルフSNAG

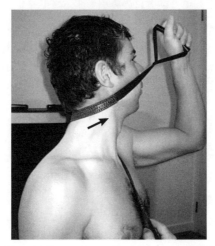

図8b　回旋へのOPTP社のストラップの使用

動域で回旋のオーバープレッシャーを加えてもらうことが必須である．この援助によって痛みが生じてはならない．7〜10回のセルフSNAGsの後に再評価を行い，改善度合いを確認する．必要であれば，初期段階ではセルフSNAGsを2時間おきに繰り返して行うことが可能である．左回旋の場合，左手が上になり，頭部を取り囲むように滑らせて引っ張る．私たちはしばしば

患者が誤ったレベルでセルフSNAGを行い，自動運動で痛みを生じてしまうのを目にする．即座に中止してもらい，正しい位置を見つけられるまで他のレベルを試してもらう．米国の"OPTP社"[訳注]は，セルフSNAGに用いる特別なストラップを作成している（図8b 参照）．これは素晴らしい．

よく患者が犯してしまう誤りは，以下の通りである．

(a) 回旋時に，頭に添えて引き手を取ることを忘れている．これでは痛みを緩和できない．

(b) タオルの縁を使わず，丸めた状態で棘突起にのせようとする．これではかさばりすぎて確実に治療部位を選択できなくなってしまう．この状態で引き上げようとするとき，一方の関節突起は対になっている下方の関節突起に対して限局的に上方へ滑らない．重要なポイントは，限局性を持たせるためにタオルの縁を引っ張るようにすることである．

(c) その他の誤りとして，前方にのみ引っ張ってしまい，椎間関節面に沿って引き上げないことが挙げられる．

(d) 最後に，右もしくは左に回旋した後，頭部が元の位置に戻ってくるまで滑りを維持することを忘れてしまうことである．正中位に戻る前に圧力を解いてしまうと，鋭敏な痛みを感知してしまう．これは望ましいものではない．

SNAGs同様，十分な可動性があり，痛みがない運動方向であるかのように見える場合にもセルフSNAGsを使用する場合がある．本当に効果的なものとするには，最終可動域におけるオーバープレッシャーが必須であるということを覚えておくこと．配偶者や友人による援助が必要であるということである．

(2) 側屈もしくは伸展に対するセルフSNAGs （図9参照）

回旋同様，患者は椅子に腰掛け，小さなタオル（もしくはストラップ）を用いて行う．障害のある分節がC5/6であれば，C5の棘突起の下にタオルの一側の縁を引っ掛ける．患者はタオルの縁の両端を握り，頸部の側屈あるいは

訳注）米国のセラピー，フィットネス機器の製造，販売会社 (https://www.optp.com)

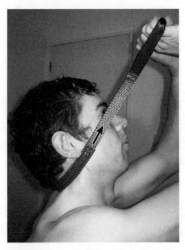

図9 頸椎伸展あるいは側屈に対するセルフSNAGs

伸展をしている間，治療面に沿って引き上げる．適応となる場合には可動域が増加し，痛みもないはずである．これを7〜10回繰り返し，この手順を2時間おき，あるいはセラピストが必要であると判断した頻度で行う．頸椎の障害を持つ患者にとって，伸展に伴う痛みと可動域低下は極めて一般的な症状である．このセルフSNAGテクニックは患者自身で実施するのがとても簡単であり，効果的なので，私は臨床場面で伸展に対する治療を行う場合，SNAGsを行う代わりにまず第1ステップとしてこのやり方を示し，実行してもらうことが多い．伸展しているときに，椎間関節が治療面に沿って滑り続けるよう，目の方向に向かってタオルを引き続けることを覚えておくこと．

5. 上肢運動併用脊椎モビライゼーション
(Spinal Mobilisations With Arm Movements ; SMWAMs)

緒 言

運動併用モビライゼーション (MWMs) は，私が脊椎の運動を伴った脊椎に対するモビライゼーションであるSNAGsを開発した際に，頸椎から用いられはじめた．脊椎の治療を通して，末梢関節においても四肢の関節モビライゼーションと四肢の運動を組み合わせることがとても重要であることがわかった(これらについては本書後半参照)．そして脊椎への持続的なモビライゼーション(位置修正)に四肢の運動を組み合わせた上肢運動併用脊椎モビライゼーション (SMWAMs) が徒手療法において重要な役割を果たすのでは，という見解に至った．ここでは上肢における用い方について説明する．

患者が上肢の運動によって痛みを訴え，それが頸椎由来であると考えられる場合は，常にこの新しいテクニックを治療手段として考慮すべきである．診断的な重要性も証明されるであろう．セラピストがSMWAMsを用いて患者の症状を完璧に取り除いたときにはじめて気づくように，運動に伴う上肢痛の多くが誤診されているのである．

例えば，

1. 肩の運動時に最終域で感じる痛みもしくは疼痛弧
2. 水平面で身体を横切って腕を内転する際に患者が感じる菱形筋部の痛み
3. 肩甲帯の動きを伴った上肢運動時に手掌まで放散する痛み

SMWAMの技術は，本書で紹介している他のテクニックと同じように進化させたものである．上肢と脊椎の連結とは，肩甲帯から頸椎および上位胸椎に付着する筋により，肩甲帯が動く際には脊椎の運動も生じるという事実に基づいたものである[4]．このテクニックは非常に素早く簡単に応用することができるので，治療としての意義に加えて診断的重要性という観点からも初期評価の一部として用いるべきである．大聴衆の前で講義をする際，肩の運動で腕の痛みを訴える患者10人がステージに上がると，SMWAMsでそのうち2〜3人が即座に痛みを感じなくなるのである．信じられない！

テクニックの説明（図10a，10b，10c参照）

　基本的テクニックを紹介するため，患者が肩関節水平内転を行う際に右前腕の屈筋周辺に放散するような痛みがあると想定しよう．

　セラピストは椅子に腰掛けた患者の後方に立つ．痛みの分布に基づき（C5皮膚節），まずC4棘突起の右側に，可能な限り突起の基部近くに左手母指内側縁を当てる．棘突起の先端は避けること．右母指（図10a参照）もしくは示指（図10b参照）で棘突起を左側に動かすように押す．この回旋運動を保持したまま患者に右腕を腹側に動かすよう依頼する．もし痛みなく動かせたとしたら，セラピストと患者はともに大喜びだろう．

　図10aで，棘突起の傾きに合わせて母指を頸部の横に斜めに置いているのがおわかりだと思う．棘突起に接する母指をできる限り広く棘突起に接触させ，痛みを引き起こしやすい棘突起の先端部分だけを押すことがないように注意する．セラピストが正しい椎骨を選び，テクニックを正しく用いたとしたら，患者は一切痛みを感じないはずである．その治療を数回繰り返した後は，持続的なモビライゼーションを加えなくとも，症状を伴うことなく上肢の運動が行えるようになるはずである．そうならない場合は，この治療は適応ではないと判断し，用いない．うまくいったならば，この痛みのない上肢運動併用脊椎モビライゼーション（SMWAMs）をもう2セット行う．

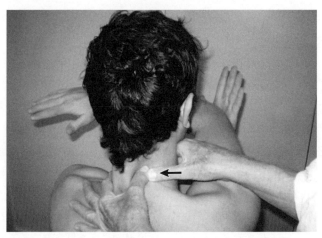

図10a　SMWAM．この症例では，右肩水平内転運動に伴いC4
　　　　　を左に動かしている

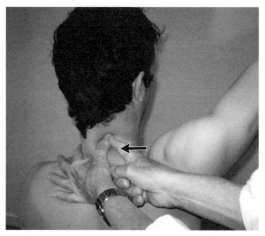

図10b 上肢の運動時に示指で母指を押すSMWAM（屈曲や外転
など）

　患者が腕を動かす際に少しでも痛みを訴えるようであれば，治療を続行し
てはいけないということを覚えておく．誤ったレベルを選択している場合も
あるため，セラピストが最初に選んだ棘突起の1つ上もしくは下の棘突起で
試してみること．セラピストが力を加えようとしている分節で椎骨の運動が
確実に生じるよう，患者が腕を動かす際には十分な力を加えることが必要で
ある．

　過敏な患者の場合，患側である腕を動かす際に中指を治療すべき棘突起の
側方に当て，セラピストが行うのと同様に横に引っ張ることで，患者自身に
よる治療を指導する場合もある．ホームプログラムとして上記のように行う
場合，患者が治療すべきレベルを見つけやすいよう，小さなテープ片を患者
の頸部に貼るようにしている．このテクニックはセラピストが患者とともに
行った治療を再現するものである（**図10c**参照）．患者にこの治療を，セラピ
ストが必要であると考える分だけ，1日に数回行うよう指導する．もう1つ
のポイントは，患者の頭部が治療を行っている間中，常によい姿勢に保たれ
ていなければならないということである．セラピストの指や患者自身の指が
頸部に置かれることで，患者が頸部を屈曲してしまいがちになり，後頸部の
組織が硬くなってしまうために，満足な治療効果をあげられなくなってしま
うことがある．

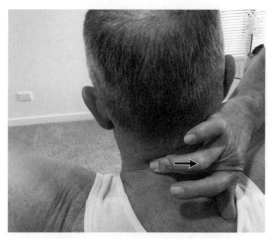

図10c　セルフSMWAMも可能

　患者が腕を動かした際に上位胸椎の痛みを訴える場合には，このテクニックを上位胸椎に用いることもある．

　すべてのMWMsにいえることであるが，選択した方向への滑りは，患者の上肢が開始肢位に戻るまで緩めてはいけないということを強調しておく必要がある．この法則はとても重要である．

理論的根拠

　例えばセラピストがC4の棘突起を右方向に動かしたとすると，C4はC5に対して左に回旋することとなる．これは左のC4/5椎間関節を離開し，正しい位置に修正する．そして上肢を肩の高さ以上に挙上すると，肩甲骨から脊椎に付着部を持つ筋が胸椎と頸椎の棘突起をC4レベルまで左に引っ張る（椎骨はC4まで左に回旋する）．C4/5レベルで，他の方法では起こり得ないようなモビライゼーションもしくはマニピュレーションが生じる．それは治療としてとても価値のある，素晴らしい生体力学的効果を引き起こす．椎間関節のマニピュレーションを行ったときに聞かれるようなクリック音が聞かれることが多い．

まとめ

　これらのSMWAMsは，以下の基本的な法則にしたがいさえすれば，適応となる場合においては非常に効果的であり，大変興奮させられるもので，かつ全く安全である．

1. 適応である場合，このテクニックによって痛みを感じることはない．

2. 持続的な脊椎へのモビライゼーションを加えながら，上肢の運動を7〜10回繰り返した後，患者は上肢機能が著しく改善したのを実感できるはずである．そうでなければ他の治療を試した方がよい．

3. 治療のやり過ぎに注意．患者の症状をいち早く好転させようと，セラピストはついつい過剰に治療をしてしまいがちである．私は患者に対して過剰治療の懸念を抱いた場合，初診日においてSMWAMsを1セットのみ実施し，2〜3日後に次の予約を入れ，確認するようにしている．

4. すでに述べたように，患者が運動の開始肢位に腕を戻すまで，モビライゼーションを緩めてはならない．

6．トランスバース（側方）SNAGs：頸椎と上位胸椎の他の運動
　　併用モビライゼーションテクニック（MWM）

緒　言

　トランスバースSNAGsは，C5/6，C6/7および上位胸椎由来の疼痛や硬さ
を呈する患者に対する徒手療法の第一選択肢となるものである．

　コンピュータを使う人，机上での仕事をする人，そして頭部を前に突き出
した姿勢を取りがちな人々に上記の症状がみられる場合が多い．多くは中高
年の人々であるが，スマホを何時間も使って過ごすことから，若い人たちの
間でも治療を必要とする人が増えつつある．姿勢を修正するエクササイズや
治療，それに加えて職場環境の見直しが必要であることに疑う余地はない．

　ここで関節連結している脊椎模型で，C5棘突起を左に，C6棘突起を右に
動かす場合を連想してみよう．セラピストはC5/6の右側の椎間関節が離開
されるということに気づくだろう．これは脊椎にとって自然な動きではな
い．この分節を矯正している間に，患者に頭部を動かしてもらう．

テクニックの説明

　原因がC5/6にあるため，患者は頸部左回旋もしくは側屈に痛みを伴った
関節可動域制限があり，脊椎とそれに隣接する筋に不快感を訴えている場合
を想定しよう．

　セラピストは椅子に腰掛けた患者の後方に立ち，左母指の先端をC5棘突
起の左に，右母指をC6の右側に置く（**図11**参照）．このとき，まず両母指を
関節柱に置き，頸部後方の筋の膨隆をたぐるようにしながら棘突起へと指を
進めていく（棘突起は後下方に傾斜しているので，セラピストの母指の爪を
傾斜させること）．

　両母指を横に交叉させるように動かすことにより，C6上でC5を左回旋さ
せる．この位置修正を持続させたまま，患者に自分で左回旋を行ってもら
う．すべてのテクニックと同様，患者は一切痛みを感じないはずであり，効
果を高めるために頭部が回転する方向へオーバープレッシャーを加えてもら
う（運動に伴い痛みが生じる場合，誤ったレベルを選択したと考えられる）．

　6回繰り返した後，セラピストと患者がともに満足できる機能回復が得ら

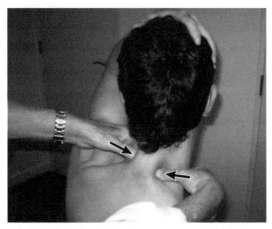

図11 頸椎に対するトランスバースSNAGs

れているはずである．もし変化していなかったら？ そう，他のテクニックを
試してみればよい．よくできました！

操作：もし母指による圧迫で不快感を生じるようであれば，母指の先端と
患者の皮膚の間に小さなスポンジを当てるとよい．注意！爪を切ってくださ
い．

SMWAMsについてはすでに述べた．例えばC5を左に回旋させても右上肢
の運動に効果が現れないときには，ここで示したように，同時にC6の右回
旋を加えてみてほしい．今度は痛みなく上肢の運動が行うことができる場合
がある．これは単に1つの棘突起を押すだけでは，痛みなしに上肢の運動を
可能にするほどの有効な位置の変化を得ることができなかったということで
あろう．

ブラジルに住む私の指導者たち（Dan Pilderwasser, Edelberto Gimines
MarquesとPalmiro Torrieri Junior)は，セラピストがこの治療を実施してい
る間に，治療ベルトを用いて肩の挙上と後退を加えることでこのテクニック
をより効果的なものとしている．これを行うには，ベルトの側面が腋窩の下
に来るよう，患者の上位胸椎のうしろにベルトを巻きつける．セラピストは
患者の後ろに立ち，少し前屈みになって残りのベルトに肩を掛ける．セラピ
ストが自分の脊椎を伸展させると，ベルトが患者の肩を持ち上げ，後退させ
る．この心地よい挙上を維持しながら，頸部の運動を伴った頸椎のトランス

バースSNAGsを行う．患者は，ベルトがあるとより効果的で心地よいとセラピストに言うだろう．治療の判定を患者に任せるべきである．

　トランスバースSNAGsは，上位胸椎の治療に重要な役割を果たす．すべての可動域制限に適用でき，この領域の側屈に伴う痛みに最適である．複数のレベルに問題がある場合，上位から治療していくこと．

B. 上位頸椎-特殊な治療

ここでは，2つの特定の状態について述べたい．それは頸椎由来の「頭痛」と「めまい」，さらに素晴らしい効果をもたらす新しいテクニックについても紹介する．

1. 頭痛

解　説

患者が頭痛を訴える場合，上位頸椎を常に確認すべきである．頭痛を持つ人の多くはC1/2回旋可動域の制限を持っている．この状態に対する特別な脊椎のテストと治療を紹介する．ある患者が上位頸椎由来の頭痛に苦しんでいるとしたら，MWMsを適用すべきである．これらのテクニックが有効であれば，上位頸椎の関与がほぼ確実に確認される(診断的に重要)．

最初のテクニックは，すでに述べたNAGモビライゼーションに類似しているが，固定された後頭骨の基部の下で上位2つの椎骨を動かし，それを**持続させる**というところが異なる．

2つ目のテクニックは，上位頸椎上で後頭骨を前方に引き出し，それを**持続する**ものである．

3つ目のテクニックは，C1/2回旋可動域制限に対するものであり，治療には**新しい，とても素晴らしい**運動併用モビライゼーション(MWM)が含まれる．これらは頭痛に対する治療として**最も使用頻度の高い**もので，適用となる場合には素晴らしい効果をあげる．

テクニックの説明

はじめの2つのテクニックは，患者が来院時に頭痛を呈している場合に考慮すべきである．

(1) 頭痛のSNAG（図12a，12b参照）

セラピストは，座っている患者の横に立つ．セラピストが患者の右側に立っているのであれば，セラピストの体幹と右前腕で患者の頭部をそっと抱

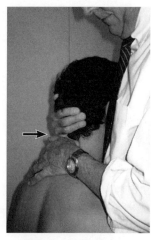

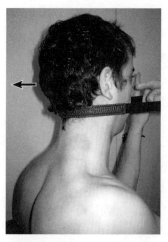

図12a　頭痛のSNAG　　　　　　図12b　頭痛のセルフSNAG

える（前出のNAGsにおける頭部の肢位参照）．右の示指，中指，環指で後頭骨の基部を包み込むようにし，小指の中節骨をC2棘突起上に置く（それは突出していて，後頭骨から2cm下方で最初に触れる突起である）．左手の母指球外側縁の隆起した部分を右小指にのせる．セラピストの右前腕で優しくコントロールすることで頭蓋を安定させたまま，C2の棘突起を腹側方向へ優しく押す．ここで加える極めて優しい力は，セラピストの左腕から母指球の隆起を介し，C2上に置いた右小指に伝えられる．まずC2がC1に対して弛みがなくなるまで前方に移動し，その後C1が後頭骨基部に対して前方へ動いていく．最終域に達したと感じられるまでゆっくりと優しく前方に持っていき，この位置で少なくとも10秒間維持させる．適応となる場合は頭痛が取り除かれるはずであり，そうなればセラピストには2つの治療方法を選択できるようになる．1つ目はこの持続的な頭痛のSNAGsを3回繰り返すという選択肢である．患者の中には位置修正の時間をもっと長く，1分以上続けた方がよい反応が出る人もいる．2つ目の選択肢は，患者自身に持続的な頭痛のセルフSNAGを患者に指導するというものである．C2の棘突起を包むようにハンドタオルの縁を配置し，C2を確実に固定する．そしてセラピストとともに行った頭痛のSNAGを再現するように，患者は自分の頭部が傾かないように注意しながら，優しく頭部を後方に滑らせる．後頭骨と脊椎の間の筋が

過剰に働いてしまうと逆効果になってしまうため，強く行ってはならない．患者はこの後方への滑りを少なくとも10秒以上持続させ，過敏性の減少を確認しながら最大7〜10回繰り返す．すると，患者は非常によくなったと感じるはずである．この方法を1日に，セラピストが必要であると判断した分だけ繰り返してもらう．

　ここで私たちが扱っている椎間関節の治療面が前後方向を向いており，下位レベルのように上方には傾いていないということを覚えておくこと．

　重要なことを言っておく．頭痛のSNAGを行う際，優秀な徒手療法士であれば無意識に滑らせる方向を変化させ，良好な変化を得ようとするであろう．実際の椎間関節面は個人によって異なるため，微妙な方向の修正が必要な場合もある．

　「頭がぼうっとした(Woolly head)」感覚．上位頸椎に対するマニピュレーション実施後，頭がぼうっとした感じがあると患者が訴えた場合，頭痛のSNAGsを用いるべきである．それを数回繰り返すことにより，患者からその苦痛が取り除かれることが多い．

(2) 頭痛のリバースSNAGs （図13参照）

　前項で述べた方法同様，椅子に腰掛けた患者の頭部を抱えるが，右小指は頸椎には触れるのではなく，後頭骨の基部を取り囲むようにする．左手の母指と示指でC2を包み込むようにし，2本の指間（水かき部分）が頸部後方に触れるようにする．これによりこの椎骨がしっかりと把持される．セラピストの握りは心地よいものでなければならない．この方法で上位頸椎が固定させた状態のまま，頭部を脊椎に対して，優しく最終域まで前方へ移動させ，少なくとも10秒以上その位置で保持させる．患者の頸部の皮膚が，セラピストが支持している手の指間（水かき部分）から離れていくようであれば，前方へ過剰に滑らせすぎている．椎間関節面が並行に保たれているのを確実にするため，頭部を動かす際は傾かせてはならない．このテクニックが適応であれば頭痛は消失するはずであり，そうなったらさらに数回モビライゼーションを行う．

　すでにお気づきの通り，このテクニックは1つ前のテクニックの逆である．私がシドニーで講習会を行った際，1人の仲間がこのような提案をして

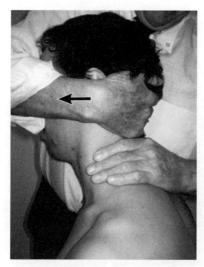

図13 頭痛のリバースSNAG

　くれた．後頭部にタオルを巻いて頭部を固定し，頸部を後方に滑らせること
で同じような効果が得られるのではないかと．私も同意した．運転をしてい
る最中に車のヘッドレストを使っても可能だと思われる．頭痛のリバース
NAGsに反応した場合，自分で行う拳牽引が有効である場合が多い．

(3) 制限のあるC1/2回旋に対するSNAGテクニック
まずは上位頸椎回旋運動制限に対する特別なテスト（図14a参照）

　C1/2の運動制限に対するこのテストはとても重要！ 患者は治療台に仰向
けで横たわる．セラピストはベッドの頭側端に立ち，患者の頭部を持ったま
ま，患者に頭の方に動いてもらうよう依頼する．頭を持っていないと過伸展
方向に頭を落としてしまいますよ（笑！）．セラピストの指を後頭骨の下にか
ぶせるようにしながら両手の手掌を患者の耳の上に当てるように配す．そし
て患者の頭部を最終域まで屈曲させ，上位頸椎上で頭蓋を穏やかに前方へ移
動させる．患者の頭蓋の後をセラピストの腹部に当てる．頭部をこの肢位に
保ったまま，頭部を右へ，そして次に左へ回旋させる．C1/2の運動制限があ
るかどうかすぐにわかるであろう．正常であれば両方向に40°ずつ動くはず
である．頭蓋を回旋させるときは側屈や伸展が伴わないよう注意すること．

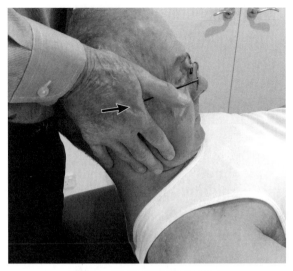

図14a C1/2回旋制限のテスト

それをやってしまうと，運動制限を見誤ってしまう可能性が高い．

上位頸椎C1/2回旋SNAG

　このテクニックは，特にマニピュレーションが禁忌の患者，あるいはセラ
ピストがマニピュレーションの技術を持たない場合に，上位頸椎の回旋を改
善するのにとても有効である．頸椎由来の頭痛や頸椎由来のめまい（後述）を
呈する臨床所見に対する治療に用いることもできる．大抵の患者にはボーナ
スとしてセルフSNAGを指導する．

　患者は椅子に座り，セラピストは患者の後方に立つ．ここでは患者がC1/2
の左への回旋可動域が制限されているとしよう．右手母指の指腹を右C1横
突起のできるだけ外側に置く．これは大きく，ちょうど耳たぶの下で容易に
触れることができる．そして右母指の上に左母指を置く．患者の頭部を上顎
の歯のラインに合わせて安定させるために，セラピストの母指以外の指は両
側の下顎骨上に置く．セラピストの両母指で優しく横突起を腹側に滑らせる
ことで位置修正する．この位置修正滑りを保持したままで患者にゆっくりと
頭部を左に回旋するよう依頼する．最終域までいったら患者自身でいくらか
オーバープレッシャーを加える．このテクニックは症状なく行わなければな

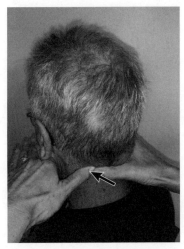

図14b　上位頸椎回旋SNAG

らない（屈曲や側屈を避ける）．頭部を回旋させる間，「的を外さない」よう運動と一緒に動かすことが必要である．回旋最終域でぐずぐずせず，すぐに戻す．患者が座っている状態ではこのレベルの治療面はほぼ水平であることを覚えておくこと．頸部が正中位に戻るまで母指による圧は解放しない．初診日はこれを2回繰り返し，再評価を行う．それ以降の治療機会では6回行う．

　もし効果がなければ，左回旋に伴ったC1の左横突起に対するSNAGを行う（図14b参照）．

　私はここで，上位頸椎における回旋制限を改善させる新しい複雑なSNAGについて述べたい．環椎後頭関節とC2/3が同時にボーナスとして同時に含まれるため，現在ではこの方法で指導している．セラピストにはハンドリング技術が要求される．

新着！必見のSNAGテクニック．これで95%以上の成功率（図15a参照）

　患者には腰掛けてもらい，セラピストは患者の後方に，なるべく近づいて立つ．C1/2右回旋に制限を持つ患者を想定しよう．セラピストの右母指の指腹部分をC1の右横突起に置く．耳たぶの直下で見つけることができる．

　他の手指は患者の右頭部に配置する．セラピストがしっかり横突起を捕まえていたとしたら，患者は頸椎を右に回旋させることができないはずであ

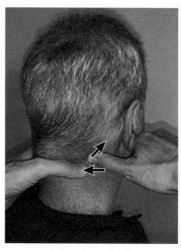

図15a　C1/2回旋制限に対する新しいテクニック

る．もし回旋できたとしたら，セラピストの右母指は横突起上にはない．セラピストの左母指末節骨内側縁をC2棘突起（後頭骨の約2cm下方）に沿うように配置する．他の指は頸部の左側に置く．そして後頭骨に接しているC1を位置修正するために，セラピストの右母指を後頭骨に沿って優しく腹側へと動かす．このC1の位置修正を保持したまま，セラピストは左母指を用いてC2椎体を反対側の左へ水平に動かす．セラピストによる修正を維持したままで，今度は患者にゆっくりと頭部を右側へと回旋するよう依頼する．最終域で患者にいくらかオーバープレッシャーを加えてもらう．

　このテクニックを実施している間，一切の症状があってはならない（屈曲や側屈を避ける）．頭部が回旋するとき，セラピストの両母指は「標的」を捉えたままで頭部とともに回転させなければならない．完全に回旋した状態のままでぐずぐずしていてはいけない．患者が坐位を取っているのであれば，このレベルにおける治療面はほぼ水平であるということを覚えておくこと．母指による圧は頸部が正中位に戻るまで解放しないこと．初診日は2回繰り返すのみにとどめ，再評価を行う．その後の治療場面では最大6回まで繰り返す．

　これは本当に驚異的なほど効果的なテクニックであり，私がこれを用いて治療をしているのを目撃した数百人もの人々がそれを確認している．この治

療には環椎後頭関節，C1/2およびC2/3と，3つの頸椎の関節が関与しており，それもまた類をみないものである．

(4) C1/2回旋に対するセルフSNAGs（図15b, 15c参照）

　頸椎の他のテクニックのところですでに述べたように，このテクニックを行う際には小さなタオルが必要である．C1上にタオルの縁の一辺が当たるように，後頭骨直下の頸部後方に置く（指標としては耳たぶの先端で，鼻のちょっと下）．左回旋の場合，左手でタオルの右端，右手でタオルの左端を持つ．曲げた右肘を椅子の背もたれに引っ掛ける．左手は右手より上になるようにする．患者が頭部を左に回旋させるときに左手でタオルを引っ張ることで，C1の回旋を介助する（図15b参照）．痛みや吐き気，めまいがないよう，そして頭部を垂直に保ったままで行わなければならない．米国のOPTP社は調節可能な素晴らしいハーネスを製造している（図15c参照）．

　このとき，パートナーにオーバープレッシャーを加えてもらうとよい．オーバープレッシャーを加える際も不快感が生じないよう注意すること．これを2回やるだけで十分である．

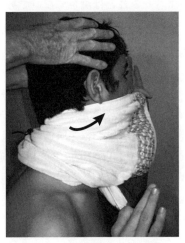

図15b　C1/2回旋可動域制限に
　　　対するセルフSNAGs

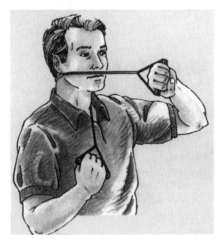

図15c　OPTP社のストラップ

2．椎骨動脈によらないめまいと吐き気

解　説

「椎骨動脈徴候」はマニピュレーションの禁忌であり，すべての徒手療法士はこれらの徴候を検査するプロトコールがあることを十分に認識している．しかし，めまいや吐き気がある患者の場合でも，セラピストが実施することでその問題を安全に解決することが可能な，簡単で愛護的な運動併用モビライゼーションがある．この治療は，頸部の運動によってその症状が生じる場合のみに用いる．伸展が最もめまいや吐き気を引き起こす原因となりやすい．しかし，屈曲がそうであるように，回旋でも症状が出現する可能性がある．屈曲と伸展両方の運動で症状が出現する患者はいるが，左右両方の回旋でめまいを経験するような患者は今までに見たことがない．

テクニックの説明

治療を試みる前に，セラピストは患者との十分な協力関係をつくっておく必要がある．患者には症状が出る方向に頭部を動かすよう依頼するが，持続的なモビライゼーションを加えることにより，この運動での症状が完全に消失することを説明する．**症状が完全に消失することをである．**このルールにしたがってさえいれば，患者の状態を増悪させることは決してないであろう[5]．

頸伸展に伴うめまいのSNAG

坐位を取っている患者の後方に立つ．一側の母指末節骨の手掌側をC2棘突起上に当て，他側の母指でそれを補強する．頭蓋骨を安定させるために空いているその他の指で顔の側面に軽い圧を加えながら，C2を腹側に本当に優しく押す．そして患者にゆっくりと頸を伸展してもらう（**図16a**参照）．運動に合わせて両母指を傾けるのを忘れないように．今度は，全く症状を感じることなく頸を伸展させることができるはずである．母指による前方への圧迫を頸が開始肢位に戻ってくるまで維持する．この運動併用モビライゼーションを2回繰り返す．これでその患者はめまいや吐き気を感じることなく頸を伸展させることができるようになっているはずである．初診日に行う徒

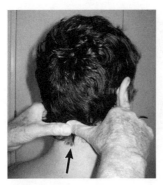

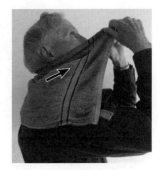

図16a　伸展に伴うめまいに対
　　　するSNAG

図16b　伸展に伴うめまいに対
　　　するセルフSNAG

手療法はこれがすべてである.

　このテキストの中でも述べたと思うが,夜間寝るときに頸部に問題を生じるような患者には,就寝時に柔らかいカラーを提供するべきである.私は臨床上,患者に空の枕カバーを縦に半分に折り,さらに3回折って長細いスカーフをつくるようアドバイスする.これを頸に巻きつけ,安全ピンやテープで固定する.この枕カバーカラーの効果は驚くべきものである.

　もし患者がかなり知的な方であれば,セルフSNAGのやり方を紹介し,1日に数回繰り返すことが必要であると指導する.小さなタオルを用いたこの方法は,伸展可動域制限に対するものと同様である.治療面に沿って行うという原則にしたがい,タオルを上顎に並行に引いた状態で頸を伸展してもらうこと.患者によってはたった1回の治療でよいかもしれないし,3～4回の治療が必要な場合もあるが,いずれにしろこのテクニックが適応であり,それを用いた場合には常に迅速な回復をたどる(**図16b**参照).

回旋に伴うめまい

　もしも右回旋が症状を惹起する運動であったとしたら,セラピストは母指の位置が違う2つの手法から選択できる.
(1) 右母指を右のC1の横突起に置き,左母指でそれを補強する(**図16c**参照).C1横突起は耳たぶの直下で容易に触知することができる.患者に症状が惹起される右方向に頸を回旋してもらう前に,セラピストは治

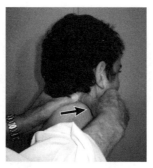

図16c　回旋に伴うめまいに対するSNAG

　　療面を考えながら両母指でこの横突起を最小限の力で前方へ押す．そ
　　して症状が全く現れないという条件下で，患者にゆっくりと右に頸を
　　回旋してもらう．症状が全くなければ，患者にオーバープレッシャー
　　を加えてもらう．1～2回SNAGsを行った後，患者はとてもよくなった
　　と感じるはずである．必要な場合にはその後の治療でさらにSNAGsを
　　行う．
(2)　左の横突起に両母指を置いて右回旋を繰り返す．頸部の運動によって
　　視覚障害が生じる場合にも，これらのテクニックで反応することを覚
　　えておくこと．科学的根拠については，Reidらの文献[6]を参照していた
　　だきたい．

C. 腰椎（SNAGsとセルフSNAGs）

1. SNAGs
（スナッグス）

緒 言

　腰椎の治療に加えられたSNAGsにより，私の治療はこれまで以上に選択肢が増え，治療効果を高めることになった．そのテクニックは適応となると，非常に興奮させる結果を出してきたし，またそのために，この手法がどのような理由により有用になり得るかという疑問に対して，必然的に何らかの理論づけをしなければならなくなった．しかし，私たちのみんながわかっていることだが，ある人の理論について活字にすることは慎重とすべきである．というのは，もしその理論が誤っていれば，著者の信頼性が疑問視され，どんなに価値のある治療だと主張してもそれは退けられてしまうからである．とにかく，読者は後述する興味深いコメントの中からいろいろと発見するであろう．

　さまざまな考え方の徒手療法の学派が，数十年間にわたってそれを尊重する信奉者に支持され繁栄してきたが，正当な考えを持った私たちはそれに悩んできた．私たちは，椎間関節理論，椎間板理論，筋理論などを読んで理解している．今日科学的に効果が認められているものには，椎間板理論を巧妙に適用しているマッケンジー法がある．これまで，椎間板理論について1つのことが私を常に困らせてきた．それは，私たちが軽度の椎間板障害があると「わかっている」患者に対して，単純な椎間関節のマニピュレーションがときどき明確な効果を出すという事実である．私はここで，可動性の低下した椎間関節と椎間板の障害が併存しているのではないか，という1つの仮説を提示したい．SNAGsは椎間関節に直接作用すると考えられ，その仮説は椎間板障害を持つ患者とマッケンジー法や他の徒手療法にあわせて適応できる可能性を説明することができる．これらの軽度の椎間板障害と椎間関節障害が合併する所見は，腰椎機能障害を呈する多くの症例で当てはまる．

　脊椎を屈曲すると正常な場合，椎間板の前方は圧迫されて歪むことにより楔型になる．上下の椎体は腹側では接近し，背側では離れることになる．髄核（あるいは他の組織も）は後方に動くが，椎間板容積は変化せずに上位椎

体の傘の下で同じ状態を保っている（**図17**参照）．これらのことは，正常な腰椎機能では，椎間関節が可動しなければならないことを表している．もし椎間関節の可動性が低いと，屈曲したときに椎体は前方では接近するが後方では離れなくなる．椎間板はもはや上位椎骨の下で正常な状態を保てず，後方に膨張し症状を起こす原因となる場合がある．これらの症状はすべて椎間板の状態によるのであろう．もし，そのとき椎間板の後壁に脆弱さがあれば，可動性の低い椎間関節によってより重大な問題が起こるだろう．椎間板由来の腰痛は，椎間関節の可動性低下が影響しているのではないかと考えている．立位時，脊椎を屈曲すると下腿外側に痛みを訴える患者に対して，あなたがSNAGを実施し，その間に患者の下肢痛がなくなれば，おそらくあなたは私の仮説を支持するだろう．

　すべてのテクニックは，行うときに患者に説明しなければならない．これは，腰椎において特に重要で，もし理解してもらわなければ患者は痛みを悪化させる可能性があり，患者の協力がなければその治療法をうまく実施できない．患者の特定の運動に伴う痛みを消失させるために，セラピストが手で椎骨を動かすことを説明する．患者にもし少しでも痛みが出たらすぐに言うように説明しておくと，セラピストはテクニックをチェックすること，もしくは別のレベルで試みることができる．患者の協力がなければSNAGsは価値がない．私が言わなければならないここでのポイントは，SNAGsをやりすぎないことである．初診日は改善したらすぐに治療を止め，2日後にまた診る．実際の場面における「**3の法則**」をここで教える．初診日に顕著な痛みのある患者を治療して改善したとき，私たちは痛みのない治療テクニックを注意しながら3回のみ行う．この方法だと，セラピストは患者の状態を悪化させることはない．あまりにも多くやりすぎると翌日痛みを増強させることがある．私たちは，どんな徒手療法でも，潜在的な効果があることを知っている．次に来院したときにはSNAGをほとんどの場合10回反復してもよい状態となっているであろう．

　SNAGsにより症状の改善がない場合は，このテクニックは適応ではない．SNAGsは適応すればただちに改善が期待できる手技である．他の理学療法も実施すべきであり，第1部の緒言で述べたように腰椎の病変による障害で側方偏移がある場合には，マッケンジー法を用いる．

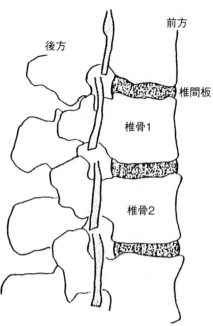

後方　前方

椎間板

椎骨1

椎骨2

正常な屈曲では椎間板の内部は椎間板前方が接近することにより (a)，椎間板後方に集まる (b)．

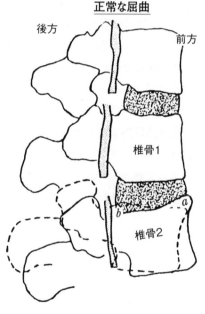

正常な屈曲

後方　前方

椎骨1

椎骨2

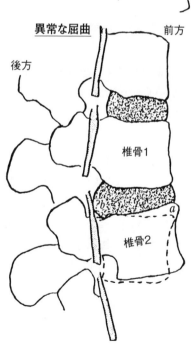

異常な屈曲　前方

後方

椎骨1

椎骨2

もし椎間関節が動かなかったり，可動性が減少していれば，椎体は前方で接近できるが，後方では開かない．そのため異常な椎間板の膨隆が起こったり (?b)，椎間板後壁に圧が加わり耐えられない痛みが生じる．

図17

腰椎や中部・下部胸椎にSNAGを行う場合は，長さが調節できるベルトと治療台が必要である．ベルトの長さは3mくらいが必要で，車のシートベルトの材質のもので，バックルは簡単に外せるようになっている．そのベルトにより，運動併用モビライゼーション（MWM）を行っている間，患者をしっかり固定できるようになる．

腰椎の痛みのある部位，もしくは運動制限のある部位に適切に動きを出す方法について，これから詳しく説明する．運動制限または痛みのある患者の自動運動を評価する場合，坐位と立位の両方で評価すべきである．もし立位時にだけ運動に伴う制限や痛みなどの問題があれば，SNAGsは立位でのみ行った方がよいだろう．同様に坐位時に問題があれば，最初の治療は坐位で行い，次に立位で行った方がよいだろう．

頸椎については患者には，多くの場合セルフSNAGsを実施するように教えるが，腰椎のセルフSNAGsについてはこの項の終わりで詳しく述べる．

テクニックの説明
(1) 屈曲の可動域拡大やこの運動に伴って出現する痛みの軽減
a. 坐位で行う方法

患者は，治療台の端に脚を垂らして座る．セラピストは患者の後方に立ち，図18aで示されるように患者とセラピスト自身の間にベルトをまわして掛ける．ベルトを患者の下腹部にまわす場合には，両側の上前腸骨棘の下に当てて不快にならないようにする．セラピスト側のベルトは，身長にもよるが，股関節の下あたりにくるようにする．セラピストの右手の尺側縁を障害があると予測している部位の上位の棘突起上に置く．他側の手は，患者の左側のベッド上に置く．患者は痛みが出現するまで前方に屈曲する．そしてその姿勢からわずかに戻る．患者が再び屈曲するときに，セラピストは椎間関節の治療面に沿って右手で上方に滑らせるよう力を加える．もしその治療が適応であり，セラピストが正しい分節に対して正しい方向に力を加えた場合，患者は痛みを訴えることなくほぼ全可動域にわたり屈曲できる．もし痛みを訴える場合は，別の分節に試みる．屈曲位を数秒間維持するように指示し，患者が元の直立位に戻るまで，セラピストは椎間関節の滑りを持続させる．滑りをうまく持続できないと，鋭敏で不必要な痛みを生じさせることに

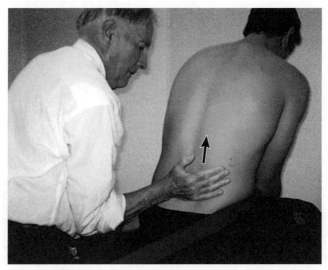

図18a　坐位での腰椎屈曲に対するSNAG

なる．痛みが生じなければ3回だけ繰り返すが，それで患者の初診日に行う治療はすべて終了する．もしこの中心性SNAGが有効でなければ，一側性の滑りを試みるべきである．L3/4に障害があり左側に痛みのある患者を想定しよう．この治療を行うためにはL3の左側横突起下にセラピストの右手尺側縁（豆状骨のすぐ遠位）を当てる．棘突起よりも横突起は高位にあることを覚えておくように．患者が屈曲するのに合わせて椎間関節面に沿って上方へ押す．もしうまくいかなかったら，反対側の一側性SNAGを試みる．経験を積むにしたがって，私は中心性よりも一側性SNAGを用いるようになった．

　腰仙部に治療を行う場合，手の尺側縁を当てる代わりに両母指を用いる．頸椎と同じように，上位の腰仙部椎間関節面上に母指を当て，他方の母指にて補強する（図18b参照）．両母指は屈曲が起こるのにあわせて，腰仙移行部の腰椎椎間関節面を仙骨椎間関節面に対して上方に滑らせる．

重要点

　急性期の腰痛患者を治療して屈曲SNAGsでただちに改善したときには，3回行った後すぐ治療を止め，それ以上の悪化を予防するために脊椎を過伸展位にしてテーピングをする．2.5cm幅の粘着テープ2枚を，目的とする腰椎

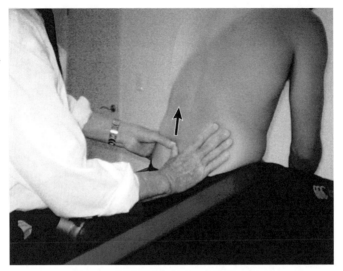

図18b 腰椎屈曲に対する一側性SNAG

に斜めにクロスして貼れば非常に効果的である（**図34**（p.90）参照）．もちろん，理学療法士はMcKenzieのプロトコールに基づいて，伸展させるように患者指導を行うとよい．ここで1つ条件をつけ加えるが，もし伸展で痛みが出たら，伸展は避けるようにする．

b．立位で行う方法

患者に立位を取らせ，坐位で行ったときと同様のやり方で，患者とセラピスト自身にいつものベルトを巻きつける（**図18c**参照）．次に坐位で行った方法と同じようにSNAGsを実施する．しかし，よりよい反応を促通するため，ハムストリングと神経の緊張を緩める目的で患者に軽度の膝屈曲位を取らせる．すべてのSNAGテクニックは，患者が元の直立位に戻るまでセラピストは圧を加え続けることを覚えておくこと．一側性のSNAGをする必要があるときも，坐位で行ったときと全く同じ方法で行う．患者のそばにテーブルもしくはベッドを用意して，手をついて固定できるようにしておけば，患者の反応はよりよくなるだろう．セラピストもまた，空いている方の手をベッドに置いて支えれば，なお効果的に行うことができるだろう．

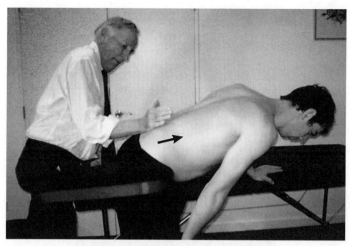

図18c　立位での腰椎屈曲に対するSNAGs

(2) 伸展の可動域拡大やこの運動に伴って出現する痛みの軽減

　坐位で伸展したとき，制限もしくは痛みが生じれば，患者に治療台上で両下腿を端から垂らして座らせて治療を開始する．セラピストは患者の後方に立ち，ベルトを患者とセラピスト自身にまわす．図19aに示している通り，セラピストが患者より若干低い位置に構えるとよい．セラピストの右（あるいは左）手の尺側縁を障害のある分節の上位腰椎棘突起下に当てる．セラピストは治療面に沿って上方へ押している間，患者に痛みがなければ腰椎を伸展する．写真で示されている治療法をじっくり見れば，私が患者の横に立って，患者の伸展運動を邪魔しないように避けていることに気づくだろう．患者の協力が重要である．患者が痛みを訴えた場合は，すぐ運動を止めてもらい，別のレベルの治療を試みるとよい．それでもなお変わらず，痛みを訴える場合は，右側あるいは左側の横突起に対してSNAGを行ってみるとよい．

　注意点　何人かの患者で生じる問題点として，患者が腰椎を伸展せずにセラピストの手に対して後方に反ってしまうことがある．これは悲惨にも，患者の上半身の全体重がセラピストの手に掛かり，手首が壊れるかもしれないと感じるだろう．そのことを理解して，患者に正しい方法でやってもらいなさい！

　伸展制限があり伸展で痛みは訴えるが，屈曲では全く痛みを訴えない慢性

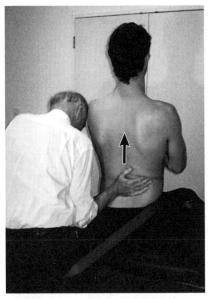

図19a　坐位での腰椎伸展に対するSNAG

の腰痛患者が多い．このような患者に，伸展に対してSNAGsの治療効果がない場合は，最初に屈曲に対してSNAGを行う．これは明らかに障害されたレベルの椎間関節の制限を改善させ，再度SNAGsを伸展に対して行うと驚くほどの変化が生じる．

　屈曲に対して行うSNAGテクニックと同様に，セラピストは立位での治療に進んでいく．立位から治療を開始する場合は，もちろん最初の段階で坐位での伸展では症状がない場合である（**図19b**参照）．

　伸展に対するSNAGsが適応となる場合，初診日は3回だけMWMsを繰り返す．そうすれば介助がなくても患者自身で痛みを出さずに伸展できるはずである．もっとSNAGsをする必要があるかもしれないときでも，初診日は治療しすぎないようにする．何人かの患者は翌日不快感を訴えるかもしれないが，痛みに対する法則にしたがうと大きな問題は生じないだろう．一側の関節柱に対して伸展の治療を行う場合，まず痛みのある側から行う．このテクニックは，セラピストに負荷をかける可能性がある．この負荷を最小にするためには，モビライゼーションをする側の肘をウエストに押しつけ，同側

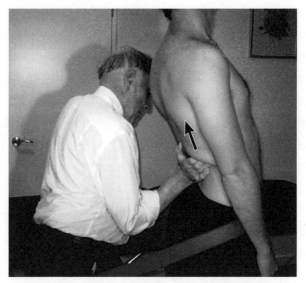

図19b 立位での腰椎伸展に対するSNAGs
セラピストの空いている手は，椅子の背もたれか治療台に置くとよい．

の下肢を後方に置き，セラピスト自身を安定させる．

疑問点

　伸展に対するSNAGsを教える場合，理学療法士から，生体力学では伸展する際に椎間関節は下方に滑ると考えられるのに，なぜ私が椎間関節を上方に滑らせるのか，という質問をしばしば受ける．私がためらいながら答える1つの理論は，上位の椎間関節は下位の椎間関節に対して下に「押し込まれる」ので，伸展すればさらに「押し込み」が強くなるということである．伸展する前に椎間関節を押し上げておくと，それが元の位置に戻って，本来デザインされている生体力学的運動ができるようになる．テクニックが適応になるときに効果が出るのは，そうした作用があるからだと私は推測する．もう1つの疑問は，腰椎に対するスプリングテストで痛みが生じたとき，それは痛みがある椎間関節を圧迫したからであろうかという点である．

(3) 回旋の可動域拡大やこの運動に伴って出現する痛みの軽減

　患者は治療台の端で反対の端に向かい，またがって座る．この方法は，骨

盤を固定するのに重要である．患者には両手を頸の後ろで組んでもらう．患者はL2/3レベルの障害により，左回旋を行うときに痛みと可動域制限のある場合を想定する．セラピストは患者の左側に立ち，ちょうど障害があると考えているレベルのすぐ上をセラピストの左腕で体側を包み込み固定する（図20参照）．セラピストの右手尺側縁を患者のL2棘突起下に置く．次いで患者が体幹を左回旋すると同時に，セラピストの右手でその分節にSNAGsを行う．痛みが生じてはならない．患者の腰にまわしたセラピストの左腕は患者の回旋運動を促し，最終可動域でオーバープレッシャーを加える．ここで大事なことは，患者の腰にまわした左手は治療すべきレベルの上に置かなければならないが，そうしないとオーバープレッシャーを加えることが不可能になるからである．もしこの手法で効果がない場合は，右もしくは左の横突起上に置いたSNAGsを試すことができる．これを行うには，手の尺側縁で豆状骨のすぐ遠位を当てると効果的に滑りを出せる．もしモビライゼーションをする方の肘をセラピストの鼠径部で固定し，セラピストが上方へ骨盤を動かすと，椎間関節の滑りを介助することができる．その治療の間に痛

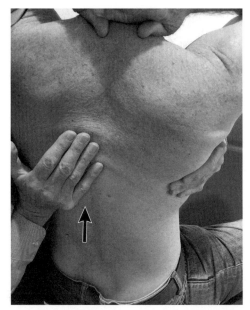

図20　坐位での腰椎あるいは胸椎回旋に対するSNAGs

みを生じさせてはならない.

(4) 側屈の可動域拡大やこの運動に伴って出現する痛みの軽減

　SNAGsは,側屈制限に対して大変に有効である.治療を行っても反応しないとみなされている側方偏移がある患者に対しても,これから述べる方法にしたがって側屈を改善させるように試みなさい.患者はベッドの端でセラピストに背を向けて座る.図21に示すように,ベルトを患者とセラピストにまわす.右側屈制限のある患者に対しては,これまで何回も述べてきたように,セラピストの右手尺側縁を治療する棘突起上に当てる.セラピストは患者の左側に立つ.ベルトで患者をしっかり固定し,患者が側屈すると同時にセラピストは上位の椎間関節面を上方に滑らせる.セラピストのテクニックが正しく,正確なレベルを選んでいれば,痛みのない自動運動が期待できる.初診時はこのMWMsを3回繰り返して行うだけで十分だろう.

　このテクニックは,立位の場合には操作するのはより難しいが,必要だと考えれば実施することは可能である.

　これまで述べてきたすべての治療法と同じように,横突起に対してSNAGを行う必要があるだろう.私は痛みのある側の横突起を最初の治療部位とし

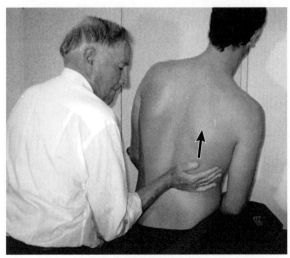

図21　坐位での腰椎側屈に対するSNAGs

て選択する.

2．セルフSNAGs

解説とテクニックの説明

　多くの患者が腰椎の運動，屈曲や伸展，ときには側屈に対してセルフSNAGを行うことが可能である．それらの効果は大変素晴らしい．私はここで，McKenzieにより推薦され行われている立位で腰椎伸展を反復する手法について説明する．これらの手法は，患者の腰背部中央に痛みがあり大腿後面に放散痛がある場合に適応となる．患者がベルトを使用してセルフSNAGが可能であれば，痛みなしに立位で腰椎の伸展を反復することができ，数回の反復後には，ベルトなしでも痛みがなく自動的に体幹を伸展することができる．SNAGsの目的は患者が治療を受けた直後に，ただちに改善をもたらすことである．関節に対しSNAGを数回行い，その結果なんの変化もみられないときには治療が不適当であることを意味している．

　患者は背中に当てるだけの十分な長さがあり，体の両側から肘を曲げた状態を取れる長さのベルト（理想的には車のシートベルトの材質または柔らかい皮）が必要になる（米国のOPTP社が製造・販売している素晴らしいセルフSNAGベルトを図22aで使用している）．患者によってはバスタオルの縁

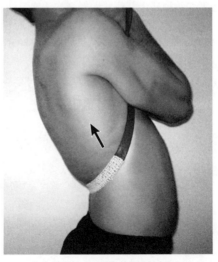

図22a　ベルトを使用した腰椎伸展に対するセルフSNAG

を使用してセルフSNAGができる.

　もし問題がL3/4であれば，L3棘突起の下にベルトを掛ける.

　腰椎伸展には，セルフSNAGが最もよく使用される．患者は自分の顎先の方向にベルトを引き，痛みがなければ脊椎の伸展運動を行う．この運動を10回行い，それを2時間おきに，または必要だと考える程度に行う．その他の方法は拳を握り，棘突起の下に示指の基節骨を当てる．そして体幹の伸展運動を行いながら，他側の手を使って治療面に沿って押し上げるように力を加える．一側のセルフSNAGにも拳が使われる．ここでは，屈曲した示指の中手指節間関節を一側の横突起上に当てる（**図22b**参照）．以前に述べたように，連結された脊椎モデルは患者にどの部分を押して力を入れるかを説明するときに大変便利である．もちろん，このテクニックの目的を説明するときにも同じことが言える.

　患者が知性的で，上肢が強い場合には，このテクニックを行う上で有効である.

　腰椎屈曲に対するセルフSNAGsは，腰椎伸展と同様な方法で達成される．しかしながらSNAGsと同様に，患者は膝関節を軽度屈曲させてハムストリングと神経組織の緊張を和らげる必要がある.

　警告　もし腰椎の屈曲が著しく制限され，激しい痛みがある場合，屈曲のセルフSNAGsは患者が治療により症状が軽減するまで勧められない.

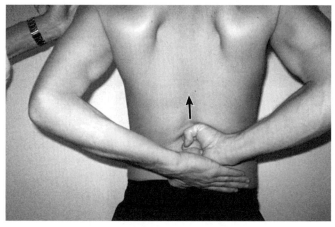

図22b　腰椎伸展に対する一側性のセルフSNAG

注意　腰椎伸展のセルフSNAGが有効でないときには，腰椎屈曲のセルフSNAGを先に行い，そして腰椎伸展を行う．このテクニックは強い腰背部痛がある場合と，腰椎の可動域制限が顕著か慢性的なときや両方合併している場合に大変効果的である．以上のことは障害のある腰椎椎間関節が無理に押し込められた状態になっているので，腰椎伸展のセルフSNAGを実施するときには腰椎屈曲を最初に行い，椎間関節の可動性を改善してから行うと，痛みなしに腰椎伸展が可能になると推測している．

　私のコースに参加したセラピストがしばしばこれについての証人となる．彼らの前で患者に腰椎屈曲と伸展のセルフSNAGsを反復させて，漸進的な改善を証明している．

　セルフSNAGsに関する一般的な誤りは，患者が運動を行っている間，治療面に沿った力を保持することができないことである．患者は正しい姿勢で開始しているにもかかわらず，腰椎を伸展している間に顎先の方向にベルトを引き続けることを忘れてしまう．他の問題としては，患者が元の姿勢に戻る前にベルトを早く緩めてしまうことである．また，患者の腸骨後縁がL5棘突起よりもさらに後方に突出しているときには，腰仙関節に対するベルトを使用したセルフSNAGsでは効果がない．これはベルトが物理的にL5にしっかりと接触できないからである．しかし，ベルトの端がL4に当たることはよくあることで，これでは腰仙関節に効果を出すことはできない．

D. 仙腸 (S/I) 関節

　仙腸関節について何か不可解なことがあるのだろうか，と私は尋ねたい．というのは，仙腸関節については何人かの腰痛の権威者からは完全に無視され，そしてその他の人々からは信じられないような細かい点について議論されているからである．仙腸関節は，前者では腰痛の権威者から議論の対象外とされて人々を当惑さる．このマニュアルの中では，私はある非常に有益な仙腸関節のMWMの手技を詳しく述べる．

　私の骨盤に対する手法は単純である．しばしば患者に脚長差があるということを私は十分理解している．また，荷重が問題を引き起こす場合があるということも知っている．患者は歩くことでその症状がより増悪する可能性もあるが，腰椎に障害がある患者の場合では，通常両足に体重をかけるとより楽になる．このような患者はしばしば「椎間板損傷」のような下肢痛を呈するが，下肢伸展挙上(Straight Leg Raise；SLR)は正常である場合が多い．私が仙腸関節を疑うのは，腰椎に対するスプリングテストが陰性であるときだけである．

　仙腸関節の位置異常が痛みを生じさせる原因となっている．1つは「寛骨後方変位(posterior innominate)」と呼ばれ，仙骨関節面上で腸骨がやや後方にある場合で，もう1つは反対に「寛骨前方変位(anterior innominate)」と呼ばれている位置異常である．これらはもちろん仙腸関節の挙上や下制とともに知られている回旋要素による仙骨に対する寛骨に生じる変位である．これらの名称の起源は整骨療法(osteopathy)にある．

　妊娠期は骨盤を構成する靭帯の緩みが生じるため，しばしば面倒な状態になる．このような患者にとって，しっかりとした仙腸関節の支持帯（サポーター）は大変役立つし，もちろん仙腸関節の不安定性(instability)が要因となっている他の患者にとっても非常に有用である．

　腰部仙腸関節障害に対する専門家は，私の同僚であるMark Oliverのコースを受講すべきである．彼はとても優秀な理学療法士であり，仙腸関節と恥骨結合に関連する世界的権威である．

テクニックの説明

寛骨後方変位（posterior innominate）

　患者が右側の寛骨後方変位の障害を有しており，立位および背臥位における伸展時に痛みが生じるようなら，この「運動併用モビライゼーション（MWM）」を試みるべきである．

　患者に腹臥位を取らせる．セラピストは患者の左側に立ち，セラピストの右手母指球を右腸骨のわずかに突出している－後縁部（上後腸骨棘）に置き，置いた母指球をセラピストの反対側（前外側方向）へ押し出す．このとき痛みを生じさせてはならない．その状態で臥位にて「マッケンジー法のように」他動的に伸展させ，半腕立て伏せ（half press up）で痛みがないことを確認する（図23a参照）．これを10回反復し，その手順が適応であれば，それを反復している間ほとんど痛みがなく腰椎を伸展できるはずである．必要な労力を考慮して，1セット10回を3セットまで行うことができる．もし，患者に苦痛があれば，母指球の置く位置や押す方向を微妙に変化させるべきである．このように微妙に変化させることは腸骨の回旋等においても同様である．ハンドリングと方向を微妙に変化させることは，すべてのMWMテクニックで

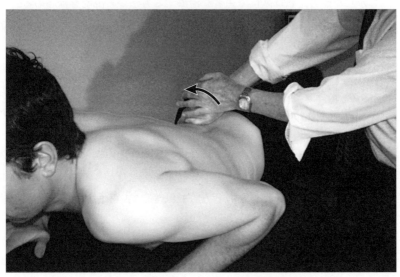

図23a　仙腸関節のMWM．寛骨後方変位

言えることである.

　腰痛のある患者の多くは,「スプリングテスト」にて陽性徴候を示すが, 痛みを出すことなく伸展も可能である. セラピストがこのテクニックを使っていると, 10回を3セット行った後にはこの陽性徴候がなくなるのをよく体験するだろう. 多くの場合, 患者のパートナーを呼んで患者が次に受診するまでの間, 家でもMWMsを行えるようにどの部分を押したらよいかを教える. そして, 私は回復を促進するために患者のパートナーに1日に2～3回治療を行うよう指導している.

　寛骨後方変位は立位でも治療することができる. 患者の骨盤に手をまわし固定させて, 腰椎を伸展させて寛骨を前方に運動させる.

寛骨前方変位（anterior innominate）

　数年前, マリガンコンセプトの2人の認定指導員, Peter van Dalen と Rene Claassen は, いくつかの仙腸関節の問題に対して, 一側の手で立っている患者の仙骨を固定し, 他側の手で患側の腸骨を後方に引いた状態で, 患者に脊椎を伸展させることで好結果が得られたと述べている. なんと論理的であろうか. 実際, このテクニックは私が前述したこと（寛骨後方変位に対するテクニック）とは反対であり, 寛骨前方変位の異常に対して用いられる. しかしながら, 私は臥位で患者を治療する方法から説明をはじめる.

　患者に腹臥位を取らせ, セラピストは患者の障害のある側と反対側に立つ. 例えば右仙腸関節に障害がある場合, 一側の手の尺側縁を仙骨部に置いて固定し, 他側の手の指全体を右上前腸骨棘（ASIS）に置く. 仙骨に対して腸骨を引き上げ, この位置を保持している間に, 患者は痛みを生じさせないように10回半腕立て伏せ（half press up）を行う. それをさらに10回2セット行ってもらう（図23b参照）.

　立位における伸展で痛みが生じる場合に, 私の仲間が提示したようなテクニックを立位で行ってもよい. 立位で骨盤を傾斜したときに痛みが生じる場合, セラピストが腸骨と仙骨を同じ方法で保持している間に患者に伸展させる.

　患者は歩行中に仙腸関節の痛みを訴える場合がよくある. 寛骨前方変位が疑われたなら, セラピストは患者の後ろに立ち, 腹臥位での治療と同様の位置に手を置く. そして腸骨を後方に固定しながら歩行させる. それが適応に

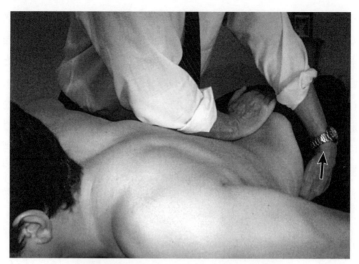

図23b　仙腸関節のMWM．寛骨前方変位．

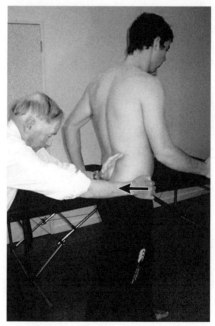

図23c　仙腸関節のMWM．歩行に伴う前方変位矯正

なるときは，痛みが生じることなく歩行できるはずである．私のコースで指導しているときに，患者を上記の方法で腸骨を保持したまま広い場所を行ったり来たりして歩かせたことがある．私が後ろについて歩行しているところを見ている人には，全くばかげているように見えるかもしれない．思わず吹き出してしまうが，何も害はない（図23c参照）．このほかには，骨盤を同様に固定しながら患者にトレッドミルで歩かせる方法がある．これが成功した場合には，患者に対してテープを巻く．巻く方法は，5cm幅のテープの端を上前腸骨棘の前に貼り，それを斜めに巻きつけて仙骨で止める．患者によっては，歩行させながら寛骨後方変位を治療しなければならないことがある．

E. 胸椎のSNAGs

解説とテクニックの説明

　胸椎に対するテクニックは，実際には腰椎に対するテクニックと同様であることを読者は予想するだろう．胸椎に障害のある患者で，最も有効な治療は回旋に対するSNAGであり，一般的に胸椎で注目される運動方向である．一側性に行う場合，手の位置が後方の肋椎関節を含むため，マニピュレーションよりもSNAGsの方がはるかに効果的であると思う．

(1) 回旋の可動域改善やこの運動に伴って出現する痛みの軽減

　患者の肢位とテクニックは腰椎回旋の場合と同様である．しかし胸椎の回旋では，図24を見ればわかるように，患者の両手は頚部後方に置く．こうすることで，肩甲骨は脊椎から離れることになり，これから行うテクニックがより行いやすい．体格の大きい患者に対する場合は困難であり，特に女性のセラピストであればなおさらである．セラピストの腕が短い場合，患者の体のまわりを包み込もうとしたとき，障害が疑われる部位を保持するのが難しいという問題が生じる．

　実際に行ってみると，セラピストが棘突起を被うように中央に位置する場

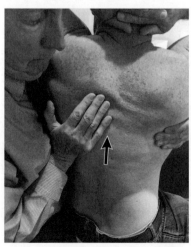

図24　胸椎の回旋不足を回復させる一側性SNAGs

合よりは，どちらか一側に位置する場合の方が多いことがわかるだろう．治療が必要な胸椎の外側で傾斜している肋骨に対して手掌尺側部を同じように傾けて当てる必要がある．T6/7が問題である場合には，第6肋骨に手掌尺側部を当てる．それは，腰椎では可能であったが，胸椎横突起に限局させて手掌を当てることはほとんど不可能だからである．この患者とセラピストの位置関係でSNAGを行うときには，肋骨と胸椎の両方に力を加える．過剰なSNAGは行わない．明らかな改善が得られたらすぐに終了する．胸椎の障害では，左右両方の回旋に対応する必要があることが多く，左右両方向に回旋障害がある場合には，初診日に両方向の回旋に対してSNAGsを行う．

SNAGが成功した後に，他の分節で運動に伴う鈍い違和感を感じることがある．これは簡単に対処できる．患者にはあなたの脊椎には少し微調整が必要なのだと伝える．

(2) 屈曲の可動域改善やこの運動に伴って出現する痛みの軽減

患者を回旋のときと同様に治療台上でまたがって座らせる．セラピストは患者の左後方に立ち，障害のあるレベルに右手を当てる．それを体幹屈曲の際の支点とする．セラピストの右手掌尺側端は選択した棘突起に置き，患者の自動的な屈曲に合わせて関節面に沿って滑りの力を加える．もし痛みが一側にある場合には，その部位にSNAGを行わなければならないことがある．回旋に対する手の当て方と同様である（図24a参照）．

(3) 伸展の可動域改善やこの運動に伴って出現する痛みの軽減

下部胸椎におけるSNAGsの手順は，腰椎と同様である（ベルトを使用する）．中部胸椎の場合は，患者を治療台上にまたがって座らせ，セラピストは患者の横に位置する．図25に示すように，一側の手をSNAGに用い，他側の空いている腕は運動を誘導するために体幹部前方からまわす．関節面に滑りを加えながら，伸展する患者の体を支えるには幾分か力を必要とする．しかし，SNAGsを行う方の肘を屈曲して手掌を密着固定することによって一側性にSNAGを容易に行うことができる．これはSNAGsテクニックの中でも，最も身体的にきついものである．幸い，このテクニックはめったに必要とされない．すでに示した通り，一般的には胸椎に対して回旋テクニックが

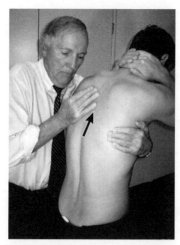

図24a　胸椎の屈曲を改善する一側性SNAGs

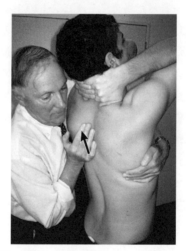

図25　胸椎の伸展を改善する一側性SNAGs

使用されることが多い.

F. 胸郭

　「運動併用モビライゼーション」は，脊椎や四肢関節では成功していたため（SNAG），それを胸郭で試すのは必然であった．実際，MWMの手法は非常に有効であるので，運動に伴って起こる胸郭痛に対する治療にこの方法を加えることを勧める．脊椎由来ではない，心臓や肺などの病的なものではない骨格系の痛みのことである．その痛みは回旋，側屈，屈曲，伸展，またはこれらの複合的な運動や深呼吸をした際に生じる．これらすべての運動による痛みは脊椎障害によって直接的に引き起こされている可能性はあるが，その症状の原因として胸郭の機能異常による可能性も無視できない．肋骨のMWMsテクニックが効果的であるか否かは，他のすべてのMWMテクニックと同様に，すぐに確かめることができる．

　一側の胸椎SNAGsを行った場合，セラピストの手を置いた位置との関係から肋椎関節に対しても影響を与えている可能性がある．このことはモビライゼーションやマニピュレーションのような他の徒手療法ではよい結果が得られないのに，なぜSNAGがそれほど大変よい効果が出るのかということを，精細な測定をしたわけではないが，うまく説明している可能性がある．これは前・後・前側方・後側方に胸郭痛を有する患者に対して，胸郭へのSNAGsを施行した結果として導き出された．是非，骨格標本で肋骨の構造を確認していただきたい．注目すべきは，多くの肋骨では肋軟骨などを経て胸骨に達する距離の3分の2以上が，下方へ斜めになっていることである．第7肋骨は胸骨に直接接合する最下位の肋骨である．そして，肋骨はバケツ柄のように動くことを忘れてはならない．

説明

　患者は左回旋で左前胸郭痛を生じ，その痛みは脊椎テクニックには反応しない．

　患者は治療台の端にまたがって，治療台の反対の端を向くように座る．肩甲骨が胸椎棘突起から離れるようにするため，患者に後頸部で手を組ませる．セラピストは患者の左側に立ち，左手の尺側縁を選択した肋骨の下端に沿って腹側に置き，そしてその肋骨を隣接した肋骨から挙上し引き離すため

に後方では，セラピストの右手の尺側縁を選択した肋骨の下端に沿って置く．患者の体幹部を挟み込んだ両手で肋骨を（バケツ柄の方向へ）引き上げ，患者に症状が出る方向に回旋してもらう．もし痛みが軽減するようなら，手の位置を変えずに，いくぶんオーバープレッシャーを加える（難しいが）（図26a参照）．私はときどき同僚や患者のパートナーに頼んで，回旋へのオーバープレッシャーを加えさせる．

適応があり，痛みがなく回旋できれば，それを6〜10回繰り返すことによって患者はずっと楽になるはずである．

どの肋骨に対して治療するべきかをどのようにして知るか？　第6肋骨と第7肋骨間の前部に痛みがある場合，第6肋骨を引き上げる．ときには試行錯誤も必要である．常に治療中の状態を患者に注意深く尋ね，何らかの不快感が生じるようなら中止する．MWMsのルールに従うことは愚かなことではない．症状を出さずに施行することができない場合，そのテクニックは禁忌となる．

屈曲または伸展，側屈で生じる胸郭の痛みに対しても同様の姿勢を用いる．

非常によくある症状は，過剰なエクササイズ後に起こる胸肋部の痛みである．通常，患者は胸椎伸展，または患側上肢の水平伸展で局所的な痛みを訴

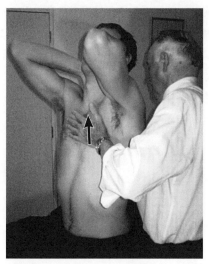

図26a　左回旋に伴う肋骨へのMWM

える．上記と同様の位置に手を置き，患者に伸展させる．もしこれで痛みが
ないようなら，1〜2回のMWMsを施行することで即座に機能的な改善が得
られるだろう．

　女性患者で乳房下の前肋骨部に痛みを有する場合，肋骨を触るときには痛
みがないように注意してセラピストの手を接触させる必要がある．

　もし乳房の軟部組織があまりにも豊富であれば，そのテクニックは効果的
でない場合もある．肋骨の下端に圧をかける前にはいつも乳房の軟部組織は
上方か下方に寄せるようにする．男性でも女性でも乳房を圧迫されることは
大変痛いものである．前方の手はできるだけ胸骨に近い部位に当てる．

　肋骨に由来する胸側部痛の治療においては，セラピストは上記と同様の姿
勢で座らせた患者の後ろに立ち，一側の手を選択した肋骨の下部に沿って置
き，患者が側屈するのに合わせて支持した手で肋骨を引き上げる．他側の手
は反対側の胸壁外側部に置く．

第1肋骨と第2肋骨

　第1肋骨と第2肋骨に障害がある場合，患者は痛みのある側と反対側に側
屈したときに，しばしば僧帽筋に沿って頸部から肩まで，痛みを経験する．

　セラピストは患者の後ろに立ち，一側の手を第1肋骨（または第2肋骨）の
前側方に置いて固定し，他側の手または患者自身の手で，患者が患側と反対
側へ側屈すると同時にオーバープレッシャーを加える．これに適応があり，
6〜10回の反復後に痛みがなければ，患者は痛みから解放されるはずであ
る．私は肋骨を上から押さえる場合，**図26b**に示すように示指MP関節の橈
側部を使用する．患者自身でオーバープレッシャーを加える場合，空いた手
を使って固定を手助けできる．

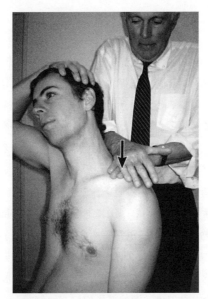

図26b　第1または第2肋骨に対する手技

G. 結論

　ここで述べたすべてのNAGsとSNAGテクニックは基本的なものである．ひとたびこれらのテクニックを習得すれば，セラピストは自分が施行しやすいように応用して用いることができる．これは患者やセラピストの体格がそれぞれ異なるために必要となることであろう．私は治療を開始するにあたり数多くの変法を用いるが，テクニックの原則は守っている．患者によっては複数の部位に障害を呈する場合があり，治療を行う際にこのことを予想しておく必要がある．私はスランプストレッチ（slump stretch）とこれらのテクニックを組み合わせることがある．次にあなたが下肢伸展挙上（SLR）に制限はあるが脊椎の運動は明らかに正常である患者を受け持った場合，L5あるいはおそらくL4上で屈曲に対するSNAGを施行し，再テストしたときに何が起こったのか確認しなさい．また，ハムストリングに持続性の障害を有する患者を受け持ったときには，腰仙部にSNAGを施行し，そのテクニックが患者の問題を「治した」かどうか確認しなさい．

　1つの難しい問題であるが容易に解決できるものとして，特に暑い気候における発汗の問題がある．患者またはセラピストの皮膚が汗で湿っている場合，特にSNAGsをするときに滑ってしまう．この問題はティッシュペーパーでふき取ることによって解決し，2cmのスポンジ・パッドを使ってもよい．

　これらのルールを守れば理学療法による合併症は生じないであろう．そして，大切なことは初回の治療でやりすぎないことである．

II. その他の脊椎に対する手技

A. マニピュレーション

　私は，頸椎や胸椎，上部腰椎の治療には，下部腰椎の治療よりもマニピュレーションが有効であるという意見を支持する．それは，椎間関節がより直接的に痛みの原因であるからであろう．理学療法士は，Annals of Medicine 21巻5号（1989年）に掲載されたV. Mooneyの "Where Is The Lumbar Pain Coming From?"[7]（腰椎の痛みはどこから生じるか）を読むべきであろう．

　腰椎のセクションの冒頭部のSNAGsに関する序文で，脊椎の動きに伴って通常の椎間板の歪みが生じるためには椎間関節に可動性が必要であることを説明した．腰椎に対してマニピュレーションを加えるとどうなるだろうか．私たちはクリック音を聞いたり，感じたりする．ほとんどの臨床家はこれが通常，椎間関節による音であると同意する．一部の患者は即時的によくなったと感じる場合もあるが，あなたが正しい分節に対して治療を行ったと確信しているにもかかわらず，全く効果がなかったという患者もいる．前者の場合，この治療により椎間関節が正常に滑り，椎間板の異常な緊張を取り除くことができたと考える．一方，後者では椎間関節は治療により関節に動きが生じたものの，まだ正常に機能していない．SNAGsを実施することは理にかなっているが，SNAGsに反応しない患者で，先行してマニピュレーションを行うと反応する人もいる．私の考えるマニピュレーションの危険性は，「間違った側を上にして」マニピュレーションすることだ．厳格なガイドラインを示すことは容易ではない．誤った側を選択すると，弱化した椎間板に不自然な捻転負荷がかかる．あなたが椎間板の状態を悪化させたことに気づくのは，マニピュレーションを実施した後である．しかし，熟練したセラピストが，その技能により，最小限の力で，リスクを最小限にすることができる．しかしながら，SNAGsの方がはるかに安全である．

B. ベルト牽引テクニック

　私が腰椎に対して使用したベルトは，すでに説明をしているが，中部胸椎から腰椎にわたって牽引を加えることができる．

　中部胸椎から下部腰椎を牽引するためには，滑らない材料で覆われた治療台の上で患者を背臥位とする必要がある．治療台は動かないようにするためにカーペットの上に置かれ，患者に対して牽引するために高さが調整できるようになっているべきである．

　ベルトは治療すべき分節の上位棘突起の下に当てられ，セラピストの肩にまわす（図27参照）．患者は中部胸椎に対して治療を受けるときには，肩甲骨を胸郭に対して外側に移動させるために，あなたの腰に手をまわして掴むことが必要となる場合がある．必要に合わせて，枕を頭の下に置く．図27に示した通り，セラピストの股関節を軽度屈曲させることにより，上半身が患者の身体の上となることがわかるであろう．両肘を屈曲させて，治療台に両手を置く．この両手は，運動の支点となる．そして，両腕を伸ばしてベルトを治療すべき部位に当てながら体幹を伸展させることにより，脊椎を牽引する．このように両腕を使用することにより，セラピストの脊椎に過度なストレスがかからないようにすることができ，これは重要なことである．

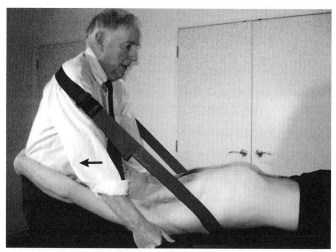

図27　胸腰椎に対するベルト牽引

このような牽引力が適用されている場合，患者がベッドの上を滑りはじめたら，すぐに牽引を止める．患者が滑ってしまったら，それ以上なんの効果もない．少し強い牽引力を加えようとしたとき，患者が下肢を外転させて治療台から下ろすことがある．しかし，患者が治療台の両側を挟み込もうとするとなんの効果もなくなるので，最大限効果を得るには患者はリラックスしなければならない．患者が両下肢を屈曲させて足底をつける屈膝臥位で牽引されたら，体幹の回旋が起こるかもしれない．

　私は患者に対して身体の小さいセラピストがこの方法により努力せずに大変効果的に牽引しているのをみたことがある．

　ベルトを使用して脊椎に牽引をかけることにより，これまでにない特異性が得られ，徒手による牽引が非常に簡単になった．

　この方法による牽引は10秒以上持続させ，何分間も反復することができる．痛みが生じると治療として実施することはできない．患者が呼吸に伴う胸痛を訴える場合に，このベルト牽引を痛みを出さずに行うことにより，すべての症状を改善させることがある．また患者がL2/3による関連痛が大腿前面に生じている場合，L2（ときどきL1）の棘突起にベルトを当ててこの治療を行うことにより，症状の改善がみられるであろう．牽引が局所的に実施された後，胸椎へのマニピュレーションは容易に実施することができるようになる．

重要点

　次に説明する4つ（C，D，E，F）のテクニックは，下肢伸展挙上（SLR）が制限されているときに，非常に重要であり，治療として役立つかを確認することができる．実際，通常の場合少なくとも1つのテクニックは必ず効果があることがわかっている．最初の3つのテクニックは，SLRが制限されている患者が，膝より遠位に痛みやしびれなどの症状がないときに用いる．4つ目のテクニックは，患者の症状が膝より遠位に痛みやしびれなどの症状がある場合，あるいは**大腿神経症状**が陽性である場合に使用される．また，最初の2つのテクニックは患者によるセルフエクササイズとして有効であるという利点がある．

C. 下肢屈曲挙上（Bent Leg Raise; BLR）テクニック

　これは無痛で実施可能なテクニックであり，対象は腰痛に加えて，下肢伸展挙上（Straight Leg Raise；SLR）に可動域制限と疼痛がある場合に適用される．膝関節より近位に症状がある場合でも施行でき，両脚のSLR制限が顕著な場合にも有効である．このテクニックを実施するときに痛みなしで行うことを基準とすれば，症状を悪化させることはないだろう．また，この下肢屈曲挙上（BLR）を実施する上で痛みが生じてしまう場合には，このテクニックは適用にはならない．本書ですでに紹介されているテクニックと同様に，患者の初診時に過度な回数を実施しない．本書ですでに述べてきたテクニックのように「3の法則」，つまり初診時には3回だけ実施することにより，潜在する悪化への予防策となる．このテクニックは，有効性が高いので私のお気に入りの1つである．患者を悪化させてはいけないことを忘れずに．

　セラピストは，背臥位となっている患者のSLRに制限がある側に立ち，両側のSLRが制限されている場合は，制限がより大きい側より治療を行う．

　最初にSLRがわずかに制限されている患者あるいは正常な可動域があるものの最終域で痛みがある患者への対応について述べる．患者の屈曲した膝を図28に示すように，肩の上に置く．患者に痛みがない場合には，屈曲した

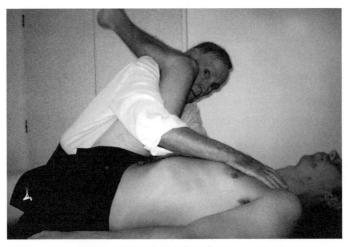

図28　下肢屈曲挙上（BLR）テクニック

膝をできるだけ上方で外転方向に，そして同側の肩の外側まで近づける．痛みがある場合には微妙に方向変更を行う．私はこのBLRを行うときには，患者に反対方向へ私を押させて保持，リラックスさせ，BLRを繰り返すようにしている．また，肩の上に患者の膝を担いで，牽引をこのテクニックに加えることもある．このテクニックが適応の場合には，このストレッチにより痛みが生じないし，3回繰り返した後，再び下肢伸展挙上したときに驚く．

次に，SLRが大きく制限されているが，神経学的症状がみられない患者を考えてみよう．患者はSLRが20°しかできないような場合である．その場合には，一方の手を膝の下に置き，他方の手にて踵を保持する．患者の膝を屈曲したまま，股関節をできるだけ屈曲させる．

すると，患者の踵はベッドから離れていく．患者にセラピストの抵抗に逆らって下肢を下げさせて，その後リラックスさせる．この時点で，理学療法士はベッドから穏やかにできるだけ高く患者の下肢を上げて膝関節の屈曲を維持または増加させながら，同時に股関節をいくらか外転させる．この運動中も痛みなしで行う．もし痛みがある場合には，下肢をより外転させたり，回旋を加えたりする．それでも痛みが続く場合には，このテクニックは適応ではない．膝を肩に掛けたまま，3回繰り返した後に再評価する．

患者はこのBLRを再現したセルフテクニックとして行うことができる．背臥位となり，大腿の膝に近い部分を背側から両手で把持して，引っ張りながら外に押す．このようにすることで，ある程度の牽引を加えることもできる．

D. 両下肢回旋テクニック

　これは，SLRが制限されていて腰椎の症状があるときに有効なもう1つの素晴らしいテクニックである．助手の手助けなしに実施できるので，私にとってこれは特別なテクニックとなっている．長年，私はこのテクニックを行ってきたが，現在では，患者自身に外来治療の間に実施できるように教えている．もちろん，それらは他のルーティンと一緒に行わせている．痛みがあった場合には行わないように指導し，有効であることが判明するまではゆっくりと優しく実施させ，初診時には「3の法則」を教えている．

　ここでは，患者の右下肢のSLRが制限されているが，膝より遠位には症状がないとする．患者は背臥位となり，左手でベッドの側面を把持させる．両下肢を屈曲させて，両足部はベッドから離れさせる．両肩がベッドから離れないようにして，両下肢をゆっくりとSLRの制限がある方に倒す（**図29a**を参照）．痛みがないことが原則である．もし痛みがある場合には，股関節の屈曲を変化させて，骨盤の回旋がさらに可能であるかを確かめる．通常はそのようになるが，さらに進めていくことで痛みが生じる場合がある．その場合，再度股関節の屈曲角度を変化させると，もっと回旋できるであろう．患者がそれ以上両下肢を回旋できない最終域に達したら，数秒間保持し，最初

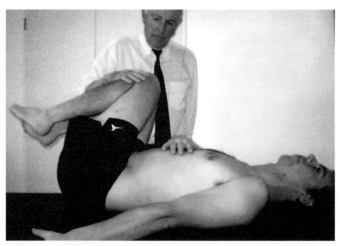

図29a　右側への両下肢回旋テクニック

の屈膝臥位に戻る．次に片方ずつ下肢を治療台の上に伸ばす．そして，SLR
を再度計測する．ほとんどすべての症例で痛みを出さずにこのテクニックを
行うことができ，そして改善がみられる．このプロセス全体を2回繰り返す
ことにより，さらに改善してくる．その後，セラピストが適切だと思う規則
的な間隔で治療を繰り返すように患者に説明する．

問題点　セラピストが遭遇する2つの問題点がある．

1つ目は不安感である．背中が痛い一部の患者はこのテクニックに対して
不安感を抱く．SLRの計測を行い，テクニックをゆっくりと行わせるが，あ
まりにいきすぎないようにする．両下肢を開始位置に戻し，SLRを再計測す
る．次の両下肢回旋テクニックに対する患者の態度が明らかに改善したとき
には，不安感から開放されているであろう．

2つ目の問題は，両脚を回旋させるベッドについてである．クリニックで
治療台を使うときには両下肢を回旋することができるが，自宅で幅が広い
ベッドを使用すると，両下肢の回旋は制限される．そのような場合には，体
幹の下に枕を縦に2つか，3つ並べてマットレスよりも高くすることを勧め
る（図29b参照）．

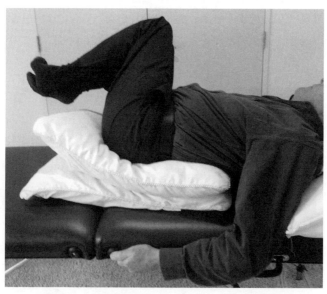

図29b　2個の枕を体幹に当てたセルフ両下肢回旋

E-1. 牽引を併用した下肢伸展挙上

　下肢伸展挙上（SLR）をさせて，ときに痛みが生じることに対して，多くのテキストは，その部分で神経組織が引っ掛かり伸長されているからと説明している．しかしながら，SLRに牽引を加えたときに可動域が改善する場合は，当てはまらないだろう．この牽引を併用した下肢伸展挙上が効果を発揮するためには少なくともSLRが40°以上可能であり，症状が膝よりも近位であることが必要である．私たちはこのテクニックを使用することにより，多くの開業している徒手療法士が諦めた患者を改善することができた．

　SLRが最終可動域付近で制限され，右大腿後面に関連痛が生じる患者を想定してみよう．患者は低いベッドあるいは床に背臥位になり，セラピストは右下肢に向いて立つ．セラピストは介助せずに患者に自動的にSLRをしてもらい，両側の可動域を記録する．次に患者の下腿遠位から足関節を掴み，ベッドから痛みが生じる少し手前の位置まで持ち上げる．患者の下肢を固定するよい方法は，**図30a**に示す通り，セラピストの屈曲した肘に患者の下腿遠位後面を当てて，他方の手で固定する．セラピストは両膝を曲げた状態で，握りしめた患者の下肢を自分の胸に当てる．セラピストが両膝を伸ばすと，ベッドが十分に低く，セラピストの身長が高い場合には，患者の下肢に長軸方向の牽引を効果的に加えることができる（**図30a**参照）．このテクニッ

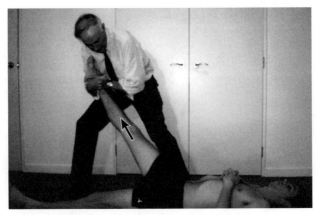

図30a　牽引を併用した下肢伸展挙上

クは患者を床で背臥位とさせた場合にも実施することができる．この牽引を維持しながら，痛みがない範囲で，下肢を伸展したままできるだけ挙上する．痛みがある場合には，下肢を挙上するときに股関節を回旋させるか外転させると痛みがなくなることがある．痛みがなかったら，牽引を併用した下肢伸展挙上を3回行い，SLRを再評価する．きっと改善していることが確認できて微笑んでしまうだろう．

　明らかな改善がみられると，次回の外来のときには，3回以上このテクニックを繰り返すことができる．この方法で牽引力を併用した下肢伸展挙上が痛みなしに改善することは，さきほど述べたテキストの論理的根拠が当てはまらないことを示すだろう．このテクニックは治療の一部に過ぎないことを忘れないでほしい．

短縮したハムストリング？

　上記に示したテクニックが短縮したハムストリングの伸長に有効である．詳細は第3部のB.5.（167ページ）を参照のこと．

E-2. 圧迫を併用した下肢伸展挙上

　圧迫を併用する下肢伸展挙上(SLR)は，前項の牽引を併用したSLRと反対方向に力を加える.

　セラピストは背臥位の患者の側方に立ち，痛みが生じる少し前まで患者の下肢を伸展挙上する(**図30b**参照)．次に下肢の長軸に沿って圧迫を加えながら，痛みが出ないようにSLRを実施する．これを行うためには，股関節を少し外転あるいは回旋を加えて，痛みが出ない経路を見つける必要がある．'圧迫'を行う場合には，膝が屈曲しないような手の位置にして大腿遠位を前から押しながら行う．適応がある場合には，最終的な患者の自動下肢伸展挙上は明らかな改善を示す．初診時には3回だけ繰り返し，その後の治療ではそれより多く可能になるのを覚えておくこと.

　このような手技が成功するのは，側方からの圧迫により膨隆した椎間板が改善し，下肢が運動できるようになるものと考えているが，現在までのところ，証明されたものではない.

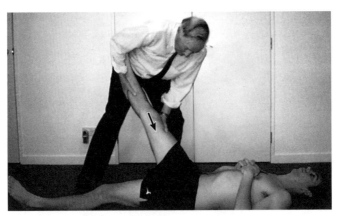

図30b　圧迫を併用した下肢伸展挙上

F. 下肢運動併用脊椎モビライゼーション
(Spinal Mobilisation with Leg Movements；SMWLMs)

　この手技は患者に腰痛があり，下肢の膝より遠位まで痛みや症状が現れ，坐骨神経痛が疑われる場合，第1選択となる．さらに，**大腿神経痛検査で陽性を示す患者にも実施される．**

　本書の第1部の5(26ページ)で上肢運動併用脊椎モビライゼーション(SMWAM)について説明した．徒手理学療法における発見の航海を年代順に示すとSMWAMが先に確立されたわけであるが，同じ原理を用いて，腰痛とSLR制限または大腿神経検査で陽性となった症状に対する治療となるまではそれほど長い時間は必要ではなかった．下肢運動併用脊椎モビライゼーション(SMWLMs)は，運動併用モビライゼーション(MWM)の最終章における新しい分野であると考えている．しかし，時間の経過とともにそれらは修正され，改善されていく．

　最初に，左下肢外側に痛みがあり，下肢伸展挙上が45°に制限している患者がL4/5病変(坐骨神経痛)が疑われていると仮定しよう．

　この症状に対するMWMとして側臥位あるいは腹臥位にて実施する．私は腹臥位で実施するかもしれないが，側臥位でも実施することができる．側臥位では，アシスタントが1人必要だが，腹臥位の場合2人のアシスタントが必要となる．

側臥位
　患者を右側臥位にして対面して立ち，左下肢をアシスタントに保持させる(図31参照)．患者が側臥位となると，骨盤の幅により股関節は自動的に内転する．腰部に急性症状がある場合には，下肢を上げて股関節を10°外転させる．もしこの股関節外転を行わないと，側臥位で寝ている患者の痛みが続く可能性がある．患者の上に覆いかぶさるようにして，一方の母指をL4棘突起の左側に当て，もう一方の母指で当てた母指を補強する．母指の下に柔らかいスポンジを用いて棘突起に当てると接触痛を和らげることができる．

　次に，選択した棘突起を強く押し下げることで，脊椎のその分節を側屈させ，1分節下の椎骨を回旋させる．もし痛みがない場合には，この圧力を維

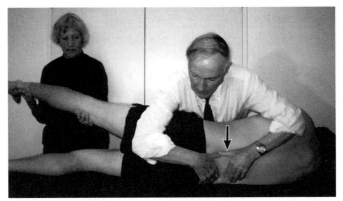

図31 1人のアシスタントと行う側臥位での下肢運動併用脊椎
モビライゼーション（SMWLMs）

持しながら，患者に自動的に下肢伸展挙上をさせる．3回繰り返して，患者
を背臥位に戻して下肢伸展挙上を再度検査する．この治療が以降の通院で成
功する場合，アシスタントは不快感が生じない範囲で，オーバープレッ
シャーを加えることができる．もし患者にL5/S1領域に問題があれば，L5棘
突起を選択する．読者はもうすでに気づいているかもしれないが，私は最上
級の言葉を使うのが嫌いであるが，この手技が機能するときに，エキサイ
ティングという言葉以外はあり得ない．

腹臥位（2人のアシスタントが必要）

　患者は腹臥位となり，斜めとなることにより，痛みがある左下肢をベッド
の横で下げることができるであろう．セラピストは治療台を高くして，患者
が下肢伸展挙上を可能とさせる．患者はこの肢位を取ることが重要で，1人
のアシスタントが下肢を支える．ときどき，患者は腹臥位を取ることが難し
いため，腹部の下に枕を当てて腰部を屈曲させる必要がある．枕を用いて腰
椎を屈曲することにより，棘突起に上手く触れられるようになる．L4/5病変
がある患者を想定すると，痛みがある側に立つセラピストは母指をL4棘突
起に当て，他方の母指で補強する．そして対側に立つ2人目のアシスタント
は，L5棘突起に母指を当てる．

　セラピストはL4棘突起を側方に遠ざかるように強く押し，2人目のアシス

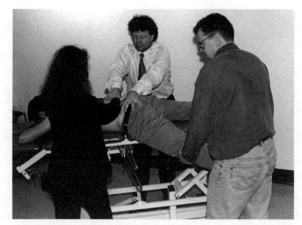

図31a　左坐骨神経痛に対する2人のアシスタントと行う腹臥位
での下肢運動併用脊椎モビライゼーション（SMWLMs）

タントはL5棘突起をセラピストの方へ近づくように押す．その状態を保持
したまま，患者にゆっくりと支えられた下肢を**痛みの出ないように**床に向
かって動かさせる．もし不快感があった場合には，すぐに動きを止めてアシ
スタントに開始位置まで持ち上げさせる．もし患者が自分で下肢を持ち上げ
るようにすると，腰椎の筋が収縮するために棘突起に手を当てることが難し
くなる（**図31a**参照）．

　患者に治療効果がある場合には，3回だけ繰り返す．その後の通院で患者
の症状が改善してきた場合には，アシスタントにSLRに対してオーバープ
レッシャーを加えてもらう．この段階では，私はアシスタントを使用して下
肢を保持するのではなく，私の下肢を患者の下肢の上に置いてオーバープ
レッシャーを加える．

　次に，患者は左**大腿神経症状が陽性**である場合．

側臥位
　患者をセラピストの方を向いた右側臥位にする．アシスタントは患者の背
後に立ち，左下肢を支えながら，膝関節を屈曲させた状態で股関節を軽度屈
曲，外転させる（**図32**参照）．セラピストは，L2またはL3の棘突起を選択し

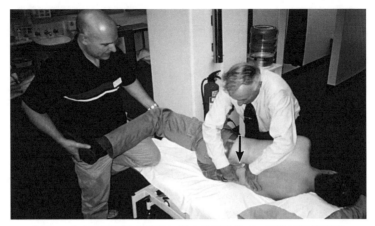

図32 左大腿神経検査陽性に対する側臥位での下肢運動併用脊椎モビライゼーション（SMWLMs）

て母指で押し下げ，痛みがない範囲で患者が支えられた下肢の股関節を伸展させる．他のテクニックと同様，アシスタントは患者に痛みがない限り，膝関節をさらに屈曲したり，股関節を伸展させることにより，オーバープレッシャーを加える．

腹臥位（2人のアシスタントが必要）

腹臥位では，下肢を支えるアシスタントがセラピストのそばに立つ．セラピストがL2棘突起を左に押している間，他のアシスタントはL3棘突起を右に押す（図32a参照）．

重要！下肢はアシスタントによって，慎重に持ち上げられる．痛みは出さないようにする．

患者には，不快感を感じたらすぐにあなたに知らせるように伝えておく．患者が自分の下肢を上げようとすると，腰部の筋が収縮することにより棘突起との接触が難しくなる．

私たちの患者の1人は最近尿失禁の症状があった．彼は大腿神経検査で陽性であり，かなりの大腿前面痛があった．下肢運動併用脊椎モビライゼーション（SMWLMs）による5回の治療後，彼の症状はよくなっていた．我々全員はこのうえなく幸せになった．

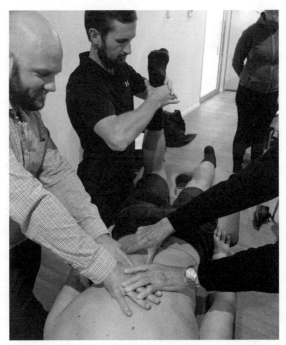

図32a 2人のアシスタントと行う腹臥位での下肢運動併用脊椎
モビライゼーション（SMWLMs）

G. 坐位

腰椎の治療のときに気づく問題の1つは，ほとんどの患者が座ることが困難であるということである．

下腿近位を当てて座るニーラーチェアが腰部の症状に有用であることは証明されているが，膝の合併症がある場合は背部のサポートがないため，多くの患者が使えないようである．腰部ロールを使用すると股関節が体幹に対して90°以上屈曲して背もたれが直立している場合には，腰椎前弯は保持されるが，自然な姿勢ではない．ほとんどの自動車に乗車するときのように，股関節の位置が膝よりも低くなると問題になる可能性がある．私たちセラピストは，骨盤が傾斜するために立位よりも座っているときの方が下部腰椎の椎間板内圧が高くなることを学んでいる．ニーラーチェアは，膝を下げて骨盤の傾きを調整することで，この問題に非常に上手く対処している．膝を下げて椎間板の内圧を下げて，立位のときのような自然な腰椎前弯となるように，患者は両足を離して背もたれのある普通の椅子に座ることが推奨される．シンプルな椅子は女性にとっては格好がよくないために，特に女性にとっては問題があり，椅子にまたがるには股関節の柔軟性が足りないという

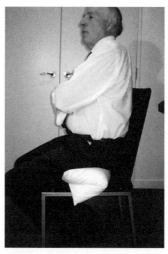

図33a　折りたたんだ枕の上に座る

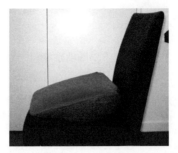

図33b　OPTPパッドを使用した座面

患者がいた.

　より簡単な一時的な解決策がある.ベッドの枕を持ってきて,縦半分に折りたたみ,椅子の後ろ半分,背もたれから10cmのところに置く.次に,椅子に座っているときに,折りたたまれた枕の上で尾骨が快適に収まりバランスが取れるようにする.この姿勢では,尾骨は枕と椅子の背もたれとの間になるはずである.必要であれば,患者さんに枕を職場や劇場に持っていき使ってもらう.劇場に枕を持っていくと,身長が低い場合に,目の前に座っている思いやりのない背の高い人よりも見わたすことができるようになるというご褒美にありつける(図33a参照).米国のOPTP社では,枕よりも優れたシッティングパッドを販売している(図33b参照).このパッドを使用すると,多くの場合,膨らんだ部分を上よりも下向きにするとよいであろう.この方が耐えられる.

H. 脊椎テーピング

手を頭上に伸ばそうとすると，上位胸椎が原因で姿勢が悪い方はひっくり返りそうになり，とても不安定となる．5cmのテーピングを使用すると，姿勢が良好となり，回復が早くなる．女性の場合，ブラジャーのストラップを後ろで結ぶと効果的な場合がある．

運動時に肩甲帯を後ろに押さえておくことにより，頸部を回旋したときの最終可動域で痛みが生じる多くの患者は痛みがなくなる．そのような効果がある場合には，テーピングを数日間使用する．

急性腰痛などでは，SNAGsなどの後にはテープで固定をする．このテープは患者によい姿勢を維持するように思い出させ，このサポートに感謝する（図34参照）．

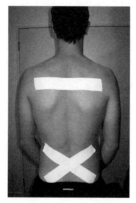

図34 脊椎に対するテーピング

I. 運動

腰部に症状があるすべての患者には，痛みを出さないように，次の2つの運動を定期的に行わせる．1つ目は椎間板，もう1つは椎間関節に効果がある．私は，腰部の治療の中で椎間板と椎間関節に対する療法を行うことにより，治療効果が高くなると感じている．

1. 椎間板に対して．全く痛みがないようにして，腹臥位でマッケンジー法の半分の高さの腕立て伏せを10回させる．両手はできるだけ腰に近づけて行わせる．これにより，肘を伸ばしたときに椎間関節の動きの悪さが減少する．もし一側に症状がある場合，その側の股関節の下に枕を置き，痛みが改善するかを確認する．この運動とSNAGsを併用することは非常に効果がある．伸展で中心部の痛みがある場合には，棘突起付近に手掌橈側基部を当てて，中心部のSNAGを行う．また，一側に症状がある場合には，痛みがある側の横突起に対して手掌尺側基部を当てる（図35a参照）．この運動とSNAGsとの併用を10回反復すると，適応がある場合には，とても改善することがわかる．

2. 椎間関節に対して．「ライオン運動」を行い，椎間関節に治療を行う．患者は治療台の上で，手と膝をついて四つ這い位になり，両膝を離す．この開始位置に手を置いたまま，膝関節と股関節を屈曲させながら，足部の間にあるスペースに向かって'殿部'を下げる．この運動により脊椎を'伸長さ

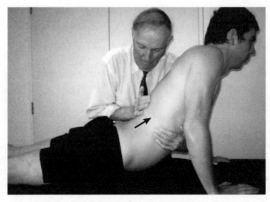

図35a　腹臥位で伸展運動における横突起に対するSNAGs

せて',ストレッチを維持させて,元に戻り休憩させ,この運動を10回反復する.このテクニックでは,背中をへこませたり,丸くしたりもできる.患者の感覚に合わせて,この姿勢を変化させうる.なぜなら患者の両膝は離れているが,横から見ると下肢屈曲挙上のテクニックで生じる運動と類似しているからである.患者はこの運動により症状が改善すると感じるだろう.このテクニックにより痛みが生じないとわかれば,患者はこの数秒間持続するストレッチを日中に何回も繰り返すことができ,このテクニックの有効性を感じる.もしこれを行って痛みが生じるのであれば,このテクニックは使わない.急性腰痛の場合でさえ,この治療によりしばしば改善がみられることがある.患者の症状がある側の膝の下に枕を置いてこのテクニックを行うことでさらに改善がみられることがある.この方法は,症状がある側に下肢屈曲挙上を強調するだけでなく,腰椎に回旋運動を加えることができるという相乗効果がある.この腰椎の回旋は,両下肢回旋(Gateテクニック)が有効である場合に適している.

　さらによい方法! SNAGは,このライオン運動を行いながら,セラピストの手の尺側縁で適切な棘突起に対して中心テクニックで行ったり,横突起に対して一側性テクニックで行ったりできる.患者はこのテクニックを気に入り,その結果は素晴らしいものである(図35b参照).この写真のように一側の手の内側縁を腰椎の治療部位に引っ掛けて,もう一方の上肢で患者の上半

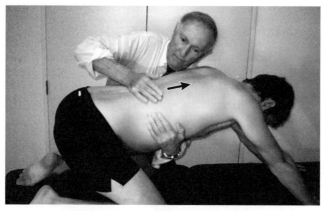

図35b　ライオン運動とSNAGsの併用

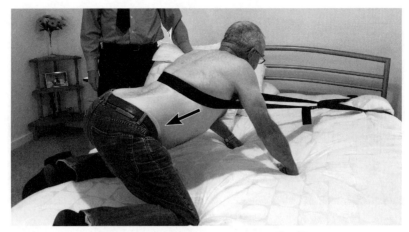

図35c　セルフSNAGsとライオン運動の併用

身を効果的に安定させる.

　図35cを御覧なさい．患者はセルフでライオン運動の中心性SNAGを実施している．私たちは，患者が長い時間腹臥位になった後や，腹臥位での伸展運動（半腕立て伏せ）の後，患者に痛みを出さずに，この運動を10回行うことを勧めている．これにより，椎間関節が自由になる．患者はベルトを保持する代わりに，ベルトの輪を，ロープなどを用いてベッドのコーナーに取りつけることができる．ベルトはできるだけ水平になるようにするとよいだろう（図35d参照）．

一側の痛みのために行うライオン運動とセルフSNAGの併用

　これは本当のセルフSNAGではないが，用語としてはこれでOKだろう．

　右側に痛みがある患者は，四つ這い位となり，ライオン運動の開始位置になる．治療用のベルトを腰椎の病変がある分節の上部に当てる．L3/4の右に病変があると考えられる場合，L3棘突起の上にベルトの下端がくるようにする．そして，ベルトのループはベッドの左隅に斜めに取りつける（図35d参照）．ベルトが短すぎる場合は，ロープや別のベルトにより長くする．ベルトはできるだけ水平に近い位置にする．

　これで両股関節が足部に向かって動くと，ベルトが斜めになっているので，ベルトによる椎間関節の牽引は右側に局在化する．

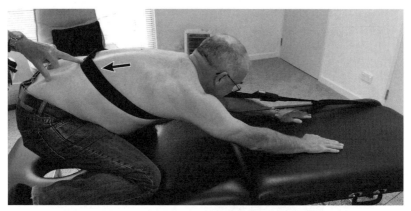

図35d　ライオン運動とセルフSNAGの併用ではベルトをでき
るだけ水平にする

　この局在化は，椎間関節の関与が明らかである場合に非常に有効となる．
この方法で股関節屈曲角度を変化させて運動をはじめることで，腰椎前弯が
変化することを知るべきである．指導者の仲間であるDon Reordanは，症状
がある側のベルトの下に小さなパッドを置くことでさらによい結果が得られ
ることを提案してくれた．素晴らしいアイデアである．患者はこの方法によ
り，より局所化した力が加わるというだろう．別の変法としては，痛みがあ
る側の膝をより高くして屈曲するやり方がある．

　患者はこの治療を気に入るので，腰椎の治療として私が最もよく用いるも
のである．

　ベルトを使用する場合は，身長の低いセラピストはライオン運動で腰椎を
徒手的にSNAGする必要がないため，ベルトの大変な貴重さに感謝するであ
ろう．

第2部

四肢関節における
運動併用モビライゼーション（MWMs）

解　説

　セラピストはこれまで，関節を自動的にも他動的にも動かす治療を行ってきたが，これらを組み合わせることは考えもしなかった．今こそこの2つを組み合わせることを奨励する．成功すれば，おのずと素晴らしい結果が得られる．

　私は，四肢関節における運動を伴うモビライゼーションは，四肢関節の可動域制限と明らかな軟部組織の損傷に対する治療の現状を打破するものと考える．

　読者は，私が自動運動とモビライゼーションだけを特別扱いしているわけではないことをわかってくれるだろう．なぜなら，他動運動と他動的にオーバープレッシャーを加えることにも成功のカギが秘められているからである．

　加えて，モビライゼーションする関節周囲の筋群の自動収縮を念頭に置く必要がある．標準的な筋収縮テストで陽性となる慢性「テニス肘」の痛みは，適切な肘関節モビライゼーションで通常は消える．

　私にとっては，運動併用モビライゼーション（MWMs）が成功するか否かはただ1つの理由による．

　小さな関節位置異常は外傷や捻挫によって起こり，それが運動制限や痛みをもたらす．この位置異常は，触れたりレントゲン写真を見たりしてわかるものではないが，正しい位置への持続的なモビライゼーションにより，痛みのない関節機能を取り戻し，これを数回繰り返すことで，持続的改善がはじまる．たとえ30年以上，前腕の回外が制限された場合でも，橈骨に対する尺骨の位置異常を遠位部で数秒間で正しく修正できたならば，すべての理学療

法士はこのテクニックを知る必要がある. 私は, この理論を支持している. その理由は, 単に関節をモビライゼーションするだけならば, 即座に痛みがなくなる変化が起こることは, めったにないからである.

　関節の位置異常についての仮説を裏づけるほかの理由として, 運動併用モビライゼーション（MWMs）は運動面に対して正しい角度で行われ, しかも**1方向**のみで効果を発揮するからである. それに加え, 屈曲が改善する正しい方向への修正が, 伸展においても制限があれば, それが改善するだろう. もう1つの重要な点は, 正しいMWMが何度か繰り返されると, 関節の運動に伴う軌跡が回復するということである. 我々の行為は関節の記憶を取り戻しているのかって？ その通り, 中枢神経系がこれに関わっているに違いないからである.

　これらの位置異常は, すべての四肢関節に起こることであり, 関節に問題があるすべての患者を評価するときには, この可能性を考慮しなければならない. すでにSNAGsはこの書籍で紹介しているが, これは持続的な関節運動併用モビライゼーションのことである. この2つは, 運動痛と運動制限の問題にアプローチしているが, 正しく適用されると実施したその瞬間に変化をもたらし, 痛みが軽減する. 脊椎と四肢に対するテクニックの主な相違点は, 脊椎での関節モビライゼーションは自動運動が起こる同じ運動面に沿って行われるが, 四肢関節での持続的モビライゼーションは, 位置異常を正しく整復（修正）した状態で運動方向に対して異なった方向に力を加えることである.

　多くの関節で, テーピングを用い修正を持続できる. この新しい評価と治療は手指で用いはじめたが, 今では適用できるどの四肢関節でもテーピングを行える.

重要事項

　第1部11ページで取り上げたMWMsの適用となるPILL反応を思い出していただきたい.

説　明

　四肢関節にMWMsをどのように適用するか, 以下に例を示して詳細に説

明する．十分な例を提供することによって，専門家がそのテクニックをいつ，どのように，なぜ用いるかということをすぐに確認できる原理を完全に理解してもらうことができるであろう．

1．手指．指節間関節の制限と痛み

　我々は外傷後に蝶番関節に制限が生じた患者をみるが，指もその例外では
ない．それに対する徒手療法には，牽引や腹側あるいは背側への滑り，また
は内側や外側への滑りが多く含まれている．しかし，私が理学療法士になっ
て初期の数十年間には，これらの方法で治療を行ったときに即時効果が得ら
れることは非常にまれであった．MWMsは制限のある指の運動に対してと
ても効果があるため，治療の第1選択にすべきと謙虚に推薦する．私はこの
テクニックの素晴らしさを次の2つの理由で称賛している．最初に，自動運
動中に起こる関節の滑りに痛みがないこと．次に制限された関節の動きがす
ぐに改善されることである．この治療には痛みがないはずであり，もし痛み
があればこの方法を行ってはならないことを必ず覚えておく．もう1つ，も
し関節可動域がすぐに改善されないときは，このテクニックは適用しない．
簡単でしょう？

　セラピストは患者に座ってもらい，右手（あるいは左手の）母指と示指の指
腹で，硬くてときには腫れている近位関節面を**優しく**固定する．2つの指は
関節の内側と外側に置かれている．次に，他側の母指と示指で，その関節の
遠位部を内側と外側から**優しく**掴む．両方の母指と示指同士はそれぞれに少
しの隙間もない（**図36**参照）．そこから，まず遠位関節面を内側に滑らせ，そ
して次に，外側に滑らせる．ほとんどの場合，1つの方向で痛みが生じ，他

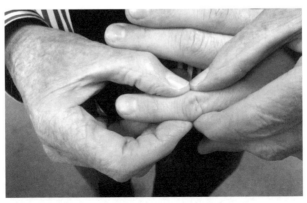

図36　指節間関節の屈曲または伸展の制限に対するMWM

の方向では痛みが生じないことがわかる．セラピストは痛みがない方向を選択し，持続的モビライゼーションを加えながら，患者に制限のある指関節をゆっくり屈曲させる．この自動運動では痛みが生じないはずであり，関節可動域も拡大するはずである．MWMの最終域で患者の対側の手を使ってオーバープレッシャーを加えてもらう．このオーバープレッシャーは，例えると牛乳に浮かぶクリームのようなもので，治療結果が引き立つ．この手順を数回繰り返した後，関節可動域を再評価する．

　私たちが内側あるいは外側への滑りを実施する場合には，ある種の繊細さが必要なことに注意を払っている．つまり，加える滑り運動の力は治療面に対して必ず平行（傾けないこと）でなくてはならない．力を加えているときにわずかな痛みがある場合には，その力の方向を変えると消えることが多い．特定の方向へ持続的な滑りを加えたときのみ，それは運動と直角方向に滑らせなければならないが，すぐに可動域が改善したということは，位置異常が整復されたからという理由以外に，治療の成功を説明できない．

　過去数年間に，私は内側および外側への滑りを加えながら運動を行わせても，全く痛みと可動域が改善しない患者を数人経験しているが，自動運動中に遠位関節面を回旋させることで改善することがあった．私が蝶番関節について教えるとき，自動運動時に加える適切なモビライゼーションは直角に滑りを加えるよう指導することが多いが，もしそれが痛みを誘発するならば，回旋を試みてほしい．ときには，回旋を加えた外側滑りが魔法のように効くことがある．小さな関節では卓越したハンドリングが必要で，それは練習を重ねて成し得る．

　回旋のMWMが功を奏せば，そのテクニックはとても簡単で，患者にそのMWMsを1日に数回，自分で行うことを指導する．すでに述べたが，これらのテクニックに適用があり実践すると，次回の来院時に，そのときに得られた改善がそのまま持続していることがわかるであろう．

２．中手骨．例えば手を握ったときに生じる第5中手骨の痛み

　中手骨同士では，その遠位で関節を形成していない．しかし，すべての隣り合う長骨間における位置異常には警戒すべきである．私が読者と是非共有したい症例は，第5中手骨を骨折して3カ月後の女性で，彼女は何を握っても第5中手骨に痛みがあった．第5中手骨近位1/3に痛みがあり，車のハンドルを握ると強い痛みを訴えた．私たちは第4中手骨に対し第5中手骨基部を背側へ持ち上げたとき痛みがなくなることを突き止めた．MWMsを10回3セット行うと，整復なしでも痛みなく握れるようになった．

　2日後に彼女が再来したときにはかなり改善し，4回だけの治療で完治した．彼女が退出する前に，第5中手骨基部が「正しい位置」に保持されるテーピングを施したことをつけ加えておく．テープは，圧迫を避けるように斜めに貼り付けた．

3．手根骨

　機能的な手関節運動で局所的に手根骨に痛みがある多くの患者において，運動を伴うモビライゼーションにより痛みが取れることが明らかになった．私のコースで，手根骨のように可動域の小さな関節における運動に伴う関節モビライゼーションについては，隣接骨に対し関節面を上下動させて位置を修正し，その適用の是非を評価することを指導している．米国だけでさえ，私のコースでは手関節を背屈すると舟状骨上に痛みを訴えるセラピストがたくさんいる．彼らは手関節背屈位での荷重ができない（例えば腕立て伏せ）．そのようなとき，橈骨遠位部に対して舟状骨を腹側あるいは背側に整復すると，痛みなく運動できる．オーバープレッシャーを加えて複数回行うと問題は解決する．多くの方が，この手技の有効性の高さを認めている．この手技を行うときは，巧みなハンドリングが必要だ．舟状骨はピーナッツほどの大きさで，正しく修正するには患者の手を傾けないことが大切である．一方の手の母指と示指で橈骨を把持して固定し，他方の手の母指と示指で舟状骨を把持する．舟状骨を把持した手の他の指は，下から手掌部を支え安定させる（図36a参照）．

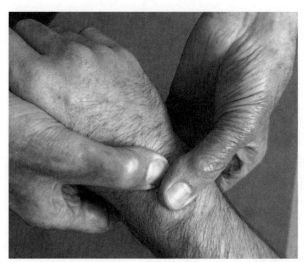

図36a　舟状骨のMWM．両母指がほぼ重なるように把持し，治療面で舟状骨が正しく修正されていることに注意

手指，中手骨および手根骨の手技の説明が終わったこの時点で，読者は，これらの関節に対する評価と治療を基本的なガイドラインとし，適用があれば，全身のいかなる関節にも応用できることを理解したはずである．

　この本を読み進めると，いかにこのコメントが核心をついているかわかるだろう．

4．手関節掌背屈の制限や痛み

　指に対する運動を伴うモビライゼーションの方向は，通常は内側か外側である．手関節では外側方向への滑りが最も効果的であるため，まずはじめにこれを説明する．

　患者は椅子に座る．セラピストは患者の橈骨と尺骨の近くに立ち，橈骨と尺骨の遠位部を一側の母指と示指の水かき部で把持し，橈骨遠位端に当てる．他側の母指と示指の水かき部のみ患者の近位手根骨内側に当て，残りの指と母指が患者に触れないようにする（**図37a**参照）．ここでセラピストは，近位手根骨を外側に滑らせる．そのとき痛みがあれば，加える力の向きをわずかに変え，痛みがない方向を探す．痛みのない方向が見つかれば，モビライゼーションを維持しつつ，患者に制限のある方向（掌屈または背屈）へゆっくり自動運動を行わせる．位置異常を整復しているセラピストの手は自動運動とともに動いていることを確認する．MWMの適応があれば，すぐに可動域は改善し，もちろん痛みはないはずである．患者の他方の手でオーバープレッシャーを加える運動を10回反復することにより，さらに可動域が改善する．10回を3セット行うと，修正せずにもっと自由に動くようになる．

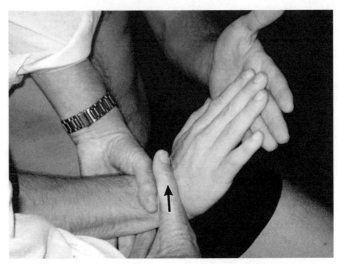

図37a　手関節背屈に対する外側滑りのMWM

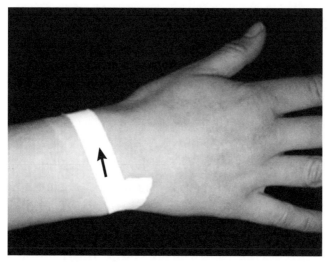

図37b　外側滑りを維持するテーピング

　もし外側滑りで痛みのない運動が獲得できないならば，橈骨・尺骨に対する近位手根骨の回旋の修正を試み，手関節機能が改善するか確認する．内旋または外旋のどちらが適切か判断するのはセラピストである．読者はこの方法が，指で行った方法と何ら変わりないことに気づいただろう．回旋はテーピングで保持が可能であり，変形性関節症の65歳女性患者の手関節に対して続けてもよい．このテーピングをすると，痛みと腫脹に非常に有効であった（図37b参照）．

　最後に，手関節は複雑な構造であるため，治療を成功させるには，滑りに回旋を組み合わせる必要があるだろう．

5. 遠位橈尺関節. 回外／回内または手関節背屈時の痛みと運動制限

橈骨・尺骨の遠位端の位置関係が変化すると，遠位橈尺関節における痛みと運動制限の原因となる．右前腕の治療ルーティンは以下の通りである.

回外制限に対する治療

患者を座らせ，セラピストは患者の右手関節の近くに立つ．正しく固定するために，セラピストの左手指を掌側から，患者の橈骨の尺側部に沿って当てる．セラピスト右母指は患者の尺骨端遠位に置く．次に左母指を右母指に重ね，橈骨に向けて尺骨を斜め方向に押す．斜め方向の角度はいくらか変えてもよい．セラピストの右手指は左の手指に重ね合わせる．橈骨に対する尺骨の位置異常が修正された状態で，患者に自動回外運動を行わせオーバープレッシャーを加えると，痛みは起こらない．セラピストの両手は回外運動と連動するのを確認すること．このテクニックにより，コーレス骨折後にかなり継続した可動域制限も，驚くほど改善する（**図38**参照）．もし，まだ痛みが

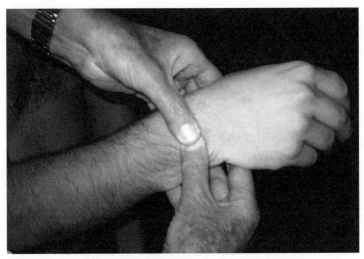

図38　右前腕回外制限に対するMWM．患者の近位に立って右前腕を治療する場合はセラピストの右母指は尺骨遠位に置くことに注意する

あれば，尺骨に対し橈骨を背側に動かしてみる．

回内制限に対する治療

　セラピストが手関節の遠位に立つこと以外は回外と同様であり，より簡単に行える．位置異常の修正による回外の回復が回内の回復を引き起こす．この事実が位置異常の仮説を支持している．もしMWMが適用であれば，運動で痛みはなく，数回繰り返すことで素晴らしい改善をみる．

　注目　手関節運動に制限がある場合に，橈骨に対し尺骨遠位を修正すると，手関節運動が回復することがよくある．これらすべての手技は，コーレス骨折後に重要である．

6．肘関節．運動制限，テニス肘およびゴルフ肘

　基本的に肘は蝶番関節であり，運動制限に対し，MWMsが治療に適用できるか実験してみたところ，確かに適用できた．

a．運動制限

　肘関節において，運動に伴って起こる上腕骨に対する尺骨近位端の内側または外側滑り，あるいは回旋を考えてみよう．

(i)　運動に伴う外側滑り

　治療台に背臥位となった患者の肘を屈曲し，回外位にする．今や使い慣れたベルトをセラピストの両股関節と患者の前腕にまわし，ベルトの近位端を肘関節に近接させる．一側の手で患者の上腕骨遠位部を固定し，他側の手で患者の前腕を支える．屈曲運動の際には固定する手と前腕はベルトの内側に入っている．セラピストの肘は自分の股関節前部に当てて固定する（図39a 参照）．次にベルトとともにセラピストの両股関節をゆっくり後方に引き，尺骨を外側に滑らせる．

　ほとんど力は必要ない．痛みがないことを確かめ，セラピストがモビライ

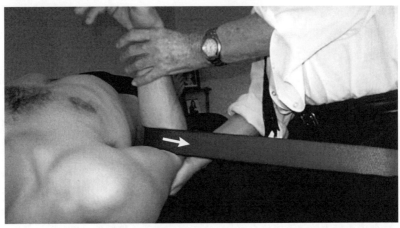

図39a　肘関節の運動制限に対するベルトを用いた外側滑り
　　　　　MWM

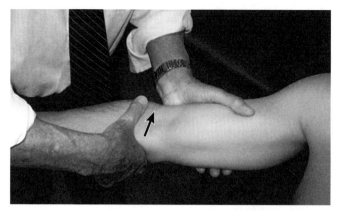

図39b 肘の運動制限に対する徒手による外側滑り MWM

ゼーションを保持したまま，患者に自動で屈曲・伸展運動をさせる．セラピストの遠位側の手で軽いオーバープレッシャーを加えてもよい．伸展運動の場合は，肘にキャリーアングルがあることを踏まえ，伸展の最終可動域の25°では滑りの方向をわずかに変え，治療面を変えるように対処する．セラピストの体と患者の肘の大きさによって，ベルトを使用するか否かを選択する．使用しない場合は，セラピストの一側の手で患者の上腕骨遠位を固定し，他側の手で滑りを加える．

　この肢位で行う場合は，滑りを加える手の示指の中手指節関節外側縁を患者の尺骨近位端に当てる（図39b 参照）．

　読者は写真を見ると，私の示指の中手指節関節外側縁以外の部分は患者の肌に触れていないことに気づくだろう．動きを邪魔したくないためである．この状態では私の両手がふさがっているので，オーバープレッシャーは患者自身に行ってもらう．

　常に治療面と，それにしたがって滑りを加える向きの調整を心がけることが肝心である．

(ii) 運動に伴う回旋

　肘に伸展制限がある患者に椅子に座ってもらう．

　一側の手で上腕骨遠位部を包み込んで固定する．他側の手で前腕近位部を把持し，上腕に対し前腕を回内または回外させる．

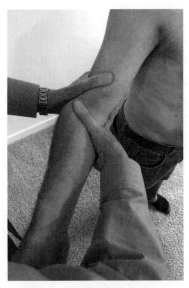

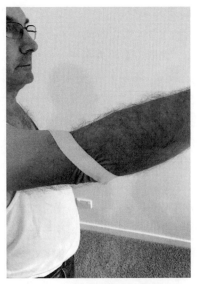

図39c　肘の運動制限に対する
　　　　回旋のMWM

図39d　肘頭の位置異常の修正
　　　　を目的としたテーピン
　　　　グ（この症例では内側
　　　　方向）

　この痛みのない回旋を保持し，制限のある方向への運動を行わせる（図
39c参照）．オーバープレッシャーを忘れてはいけない．

　屈曲制限を治療する場合には，患者を背臥位にするとたやすい．

　今では，肘頭を膝蓋骨にたとえて，肘頭にわずかな位置異常があれば肘頭
窩で正しい軌跡運動が起こらないと信じている．この位置異常を修正する
と，劇的な結果がもたらされる．運動軌跡を修正する膝蓋骨テーピングと同
様に，肘頭に対するテーピングも試してほしい（図39d参照）．

　もし，滑りや回旋で解決できない場合，橈骨頭に位置異常が起きているこ
とがよくある．これは触診できるかもしれない．これが疑われるときは，上
腕骨に対し橈骨頭を腹側に押しながら，患者に肘を屈曲または伸展させる
（痛みのないようにオーバープレッシャーを加える）．橈骨頭の背側への滑り
も考慮すべきである．

b. テニス肘

　私たちは慢性のテニス肘に対し，新しいルーティンとなるMWMsを用い，素晴らしい成果を上げている．2006年に出版されたBritish Medical Journalに掲載されたある研究論文によると，MWMsは注射による鎮痛および経過観察と比較して最良の治療法であった[8]．

　この治療は患者に前腕の筋力トレーニングを行うが，（テスト上では痛いはずだが）モビライゼーションを持続しながらエクササイズするため，痛みは少ないはずである（図40a参照）．肘を伸展した前腕回内位で，痛みのために手を握れない患者がいるとしよう．私たちほぼすべてのケースで，肘関節の外側滑りを行うと手を握っても痛みがないことがわかった．これを10回繰り返すと，患者はモビライゼーションを加えなくてもほぼ不快感なく手を握ることができた．

　治療初期では，手を握ったときの症状が消えるのに10回3セットかそれ以上必要だろう．この治療を数セット行っても唯一解決できない問題は，肘を曲げることかもしれない．これを解決するために，このテクニックを肘屈曲30°，次に60°，最後に90°でそれぞれ6回繰り返し行う．手関節や手指の伸展時の痛みあるいは握るときの痛みでも，この外側滑りは有効だろう．正しい

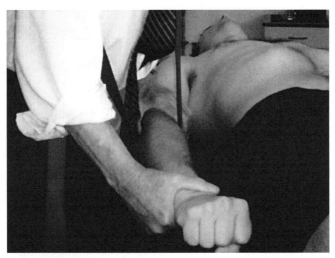

図40a　テニス肘に対するベルトを用いたMWM

滑りの向きを定めるのに3，4回試みる必要があるが，的を射ると素晴らしい結果が得られる．私たちは普段から肘の制限に対し，評価の1つとして，ベルトの代わりに徒手によるMWMsの治療価値を確認している．MWMsが効果を示す事実に基づくと，軟部組織が損傷の原因と考えられている慢性テニス肘は，肘の運動軌跡と位置異常が大きく関与しているに違いない．患者には自宅で定期的な筋力トレーニングを十分行い，完全な筋力をつけるよう励ます．また，エクササイズで痛みがないようにセルフ・モビライゼーションを教える．握り動作が完治するには握力の獲得が重要である．

　肘伸展位でのセルフ・モビライゼーションの1方法として，出入り口を使う．上腕を壁につけて立ち，関節の動きを妨げない位置に肘を置く．そして，対側の手の母指と示指間の水かきを使って尺骨を外側へ押す（**図40b**参照）．1日を通して数セットのセルフMWMsを行うと，患者は痛みなく握る力が強くなる．

　テニス肘で，ときどき肘屈曲の可動域内で手を握ると痛みが生じることがあるが，その場合は最初少し肘を曲げてMWMsを行う．テニス肘で肘を直角に曲げて手を握ると痛みが生じる場合には，運動に伴う外側滑りの方向を変える必要がある．これには技術を要する．

　肘頭の位置を外側に正すと痛みなく握れるようになり，これが簡単な方法である．この位置修正は患者がエクササイズするときにも簡単にできる．位置修正にテーピングも可能だが，永続的効果を得るには筋力強化が大切であ

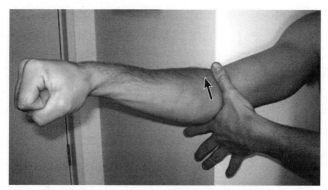

図40b　テニス肘に対するセルフMWM

る（図39d参照）.

　テニス肘を議論するとき，読者は頸椎の上肢運動併用モビライゼーション
の項を参照してほしい．MWMsの効果がないか症状がまだ残っている場合
には，第4（または第5）頸椎を患側から対側へ動かして，テニス肘の症状を
再評価してみよう．1つの価値ある試みであり，それ以上は言うまい．

c. ゴルフ肘

　ゴルフ肘の痛みは，肘頭を内側（外側はまれ）に位置修正するとだいたい消
える．このような症例には，自分で位置修正しながら，毎日行う定期的な筋
力強化エクササイズを指導する．このときにも，テーピングで簡単に位置修
正できる．

7．肩関節．痛みを伴う運動制限，腱板損傷など

　肩関節，肩鎖関節および肩甲帯の障害に対してMWMsは実に効果的である．このテクニックは明らかに徒手療法で重要な位置を占めている．

　右肩を90°以上外転すると痛みが生じるときに（典型的な腱板損傷），MWMsの適応を考えてみよう．患者は椅子に座る．セラピストは患者の左側に立ち，右手で患者の右肩甲骨を押さえ，上腕骨頭に左母指球を当てる（過敏な烏口突起を避けるため，突起の直下で内側から押す）（図41a参照）．左手で上腕骨頭の後外側やや下方への滑りを加えながら，患者に腕を側方から挙上するよう指示する．適応があり，セラピストが正しい位置に修正すると痛みなく腕を挙上できるだろう．指，手根および肘と同様に，モビライゼーションを有効にするために自然に起こる自動的な滑りに対して直角に行う必要がある．痛みのない運動を妨げるのは位置異常によるものであろうか．このテクニックで効果があれば，次の段階でセラピストが正しい位置を保持し，図41bのように重りを持たせて負荷をかけ，全可動域屈曲するよう腕を上に10回「パンチ」させる（しかしオーバーリーチはさせない）．10回を3セットまたはそれ以上行うと，肩の機能が改善するはずである．この（負荷を加えた）MWMは，障害が回復するまで他の治療を併用しながら，来院のたびに行う．私が上腕骨頭を後外方（矢状面から30°）やや下方外側に押すと

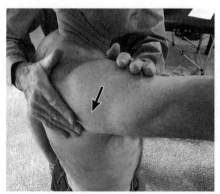

図41a　MWM：上腕骨頭の位置を修正し痛みのない運動ができ
　　　るか確認する

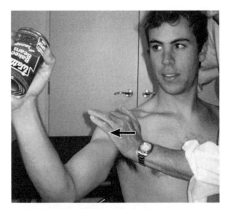

図41b　負荷を用いた肩のMWM

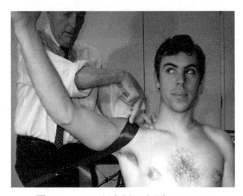

図41c　ベルトを用いた肩のMWM

述べたことは忘れないでほしい.

　私たちは前方滑りで成果を上げたことは一度もないが，その可能性も否定すべきではない．他の関節のMWMsと同じように数回繰り返した後，患者は明らかに改善し，来院の間にもかなり維持されていることに気づくはずである．このテクニックは肩から転倒や打撲した後に，腫脹を伴う大きな運動制限がある患者に適用し，即時効果があった.

　セラピストの体格が小さい場合，大きな患者の上腕を後方に滑らせるには，ベルトを使うと簡単である（図41c参照）．セラピストは座っている患者の後ろに立ち，ベルトをセラピストの両股関節周囲と患者の肩周囲に掛ける．肩甲骨に手を当てて固定し，治療面に沿って上腕骨頭を後方やや下方に

滑らせるために体を後方に傾ける．セラピストの対側の手指でベルトを保持し，滑るのを防ぐ．ベルトは，上腕骨頭がわずかでも上がり，関節が押しつけられ，運動を妨げないように注意する．また，痛みを出さずに繰り返し行うことを忘れてはならない．

　これを行うもう1つの方法がある．患者は背臥位になり，セラピストはベッドの頭の位置に立ち，一側の手は患側の上腕を握り，対側の手は前腕を握る．そして患者に腕を挙げる努力をさせながら，上腕長軸に沿って押し下げる．この手順は2つのことを同時に行っている．それは，関節窩で上腕骨頭を背側へ滑らせることと，ボーナスとして，上肢を90°以上挙上したら押し下げることである．さらに挙げる努力をする間も，痛みのない方向を探す．さらに腕を上げ，頭の横を通り越す．可能ならば，屈曲最終域では一側の手で腕を掴み，対側の手の内側縁を用いて関節窩内で背側へ骨頭を位置修正する（**図41d**参照）．

　屈曲最終域に制限がある患者に対するMWMは，私が好んで使っているが，患者は壁に両手をついて立ち，膝を軽く曲げ，壁から両足を離した立位で行う．ベルトは患者の上腕の近位部とセラピストの両股関節に掛ける．一方の手で肩甲骨を押さえる．セラピストは骨盤を後方に引き，患者の上腕骨頭を後・外・下方に位置修正しながら，患者には骨盤を後方に引き，両肩を壁に近づけさせる．この姿勢でオーバープレッシャーを加える．やってみなさい．これは素晴らしいよ（**図41e**参照）．

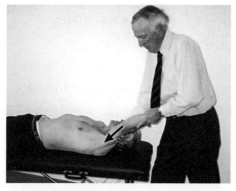

図41d　痛みを伴う肩屈曲制限に対する背臥位でのMWM

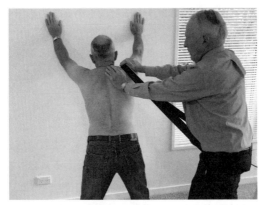

図41e 立位で壁に両手をついて行うベルトを用いたMWM

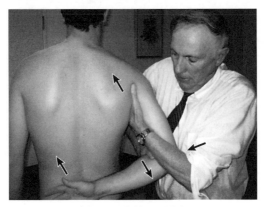

図42a 内旋の運動制限に対するMWM

　MWMで驚くほど効果がある他の運動制限は**内旋**であり，患者は仙骨のあたりまで母指をまわせるようになる（**図42a**参照）．

　右肩の内旋制限に対し，セラピストは患者の右側に向いて立つ．患者の屈曲した右肘の曲がった部分にセラピストの右母指を当てる．患者の手をできるだけ背中の後方まで持っていく．次に，セラピストの左母指と示指の間の水かきを患者の腋窩に斜めに当てて肩甲骨を固定する．そしてセラピストの左手で肩甲骨を固定しながら，関節窩内で上腕骨頭を引き下げて滑らせる．肩甲骨はセラピストの左手で上方かつ内側へ固定されていることを確かめる．このようにできなければ，上腕骨上端を圧迫することになり，不快感を

与え，効果が得られない．ここでセラピストのもう一方の手で介助しながら患者の肩を内旋させ，セラピストの腹部で患者の上腕を内転させる．この方法でセラピストが内転方向に押すと，上腕骨頭は側方に離開される．腋窩にある手は支点の役割を果たす．このテクニックはとても複雑なようにみえるが，難しいものではなく，患者は驚くほどテクニックを受け入れ，痛みを感じることもない．とても大切なことは，ほとんどのケースで内旋可動域が拡大することである．

　セラピストの母指の代わりに治療ベルトを使う方法もある（**図42b**参照）．肘の曲がったところに8の字にベルトを掛け，患者の背中の後ろでベルトの輪を斜めにわたし，輪の下が床から約6cmの高さになるようにする．右肩に対し行う場合，セラピストの左前足部をループに入れて固定し，踵は床につける．ベルトが斜めになるため，セラピストの足を底屈すると，母指で行ったように肘の曲がった部分に圧が加わる（私の同僚の指導者であるJulie Paolinoがベルトを8の字にすることを勧めたが，素晴らしいアイデアだ）．肘が曲がり，前腕が背中で挙上するのを妨害しないよう，ベルトは関節近位端に当てるとよい．セラピストは腋窩に手を当て，肩甲骨を固定するが，それは患者の背中の後方でセラピストの腹部を使って腕を内転させるとき，セラピストの両手が大きなテコの支点になるためである．

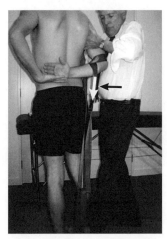

図42b　ベルトを用いた内旋のMWM

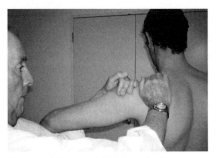

図42c　著しい肩内旋制限に対するMWM

　内旋運動が極めて少ない患者に対し，同僚の指導者Peter van Dalenは可動域拡大のためのMWMを見つけた．患者は座り，背もたれに寄りかかるか，または立ってドア枠の縁に寄りかかる（図42c参照）．この姿勢により，制限がある肩甲骨が固定される．右肩が問題である場合，セラピストは患者の左側に座り（または立ち），手をカップ状にして上腕近位端を包み込む．この肢位で両手を使って関節窩内で上腕骨頭をわずかに後下方に引く．この「修正」した状態を保持し，患者に内旋を繰り返し行わせる．セラピストの両手を介してオーバープレッシャーを加える．写真を見ると，セラピストの左前腕が患者の外転肢位を保持しているのがわかる．非常に役に立つテクニックである（図42c参照）．

8. 肩鎖関節と胸鎖関節（肩甲帯について以下に述べる．肩の MWMsと一緒に治療すると素晴らしい）

a. 肩甲帯

　損傷後などに，肩甲骨の位置異常が起こる可能性があり，その多くは観察し検査できる．徒手により修正され，障害された運動が改善することは驚くべきことである．急性期または慢性期の肩の損傷は治療によく反応する．修正にはいくらかの技術を必要とし，アシスタントが必要なこともよくある．位置異常は一定のパターンにしたがって生じるようである．4つの変化が起こる．まず，肩甲骨が挙上する(肩甲骨外側縁が浮き上がる)．次に肩甲骨が内旋(下角が外側移動)する．そして肩甲骨は胸郭上で外側へ移動する．これはいわば翼状肩甲のようにみえる．この変化は肩関節については言うまでもないが，肩鎖関節や胸鎖関節に対しても明らかな機械的変化をもたらす．

　注目　私がこれまで肩の位置異常と表現してきた言葉は撤回された．Forteらが発表した肩甲骨の運動学に関する論文を参考にするとよい[9]．

　興味本位で聞いてほしいが，自分の肩甲骨を挙上し，その位置で止め，腕を挙げてみよう．すると，運動が著しく制限されていることに気づく．この事実から，肩に問題のある患者では，肩甲骨にもっと注意を払うべきと信じている．

　痛みにより，全可動域にわたる右肩関節屈曲運動ができず，前述した肩関節に対するMWMsを行っても改善しない患者を想定する．

　患者は坐位になり，セラピストは患者の左側に立つ．対側に向かって手を伸ばし，右手の母指球を肩甲棘の外側端に沿わせる．左手は鎖骨の内側端に当てる．この部位は押すと痛みが出ることもあるため，骨の上に柔らかいパッドを置くように配慮するとよい．

　セラピストが患者に腕を挙げるように指示する前に，4つのことが必ず実践される必要がある．肩甲棘に当てた右手で肩甲骨の外側端を押し下げ，胸椎に向けて内側へ滑らせる(このように肩甲骨の挙上と回旋を修正する)．同時に，両手で一緒に押すことにより翼状肩甲を修正する．それぞれの方向への動きはごくわずかで，大きな力は必要としない．

　4つの修正を維持しながら患者に腕を挙上するよう指示する．痛みが起こ

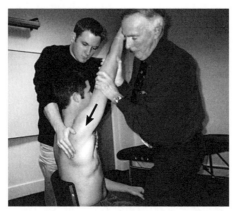

図42d アシスタントによる肩甲帯の4つの位置異常の修正
MWM

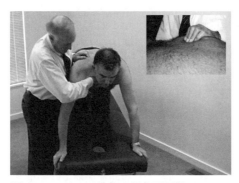

図42e ライオン肢位で行う肩甲帯のMWM

らないようにすべきで，動かすときにアシスタントを要することがよくある．写真からわかるように，アシスタントは上腕骨頭を関節窩に戻す必要がある．さらにアシスタントはオーバープレッシャーを加える（**図42d**参照）．痛みは起こさないことを覚えておくこと．同僚のPatricia Blackは私の補助をするときに，このテクニックを強めるため，アシスタントの空いている手を肩甲骨の外側縁に沿って置き，肩甲骨の回旋と側方移動を正しく修正している．我々は現在この方法を指導している．優れた徒手療法士は，運動時の不快感が残っている場合，微妙な調整により位置異常を修正できる．彼らはいろいろな方向ではなく，一方向への修正を強調する．このテクニックは役

立つため，習得すべきである．

　あなたがもし1人で働いているなら，患者に治療台の上で四つ這い（「ライオン」肢位）になってもらい，テクニックを試みるとよい．患者の腕に荷重がかかるため，関節窩で上腕骨頭が後方へ移動する．セラピストは痛みがある側に立つ．一側の手で下方から鎖骨の内側端に当てる．母指球と小指球の隆起を肩甲骨外側縁に沿って置き，指を肩甲骨内側縁に「引っ掛ける」．そして修正する．肩甲骨を尾側へ引き下げ，外旋させ，胸椎に向けて内側へ肩甲骨を動かし，両手を近づけて翼状肩甲を修正する．ここで患者にゆっくり踵の方へ動いてもらう．こうすると肩が屈曲する．これでオーバープレッシャーを簡単に加えられる（**図42e**参照）．繰り返しに述べるが，患者をよくする必要があるなら，是非このテクニックを習得してほしいと切に願う．

9．足部

　足は手と同じように対処すべきである．足指は手指に類似しており，中足骨は中手骨と同様に反応し，足根骨の動きで痛みが生じる場合には，足根骨の位置異常を考慮する必要がある．

　足部の動きで足に限局した痛みがあれば，まずMWMを試すべきである．それが適用になる場合は，痛みがなく不快な動きが改善するため，すぐ確認できる．

　あなた方に足の治療におけるMWMを紹介するにあたって，運動痛が起こり得る3カ所について述べる．

a．内反時の足部内側縁の痛み

　これは，第1中足骨底の「位置」異常のため起こり得る．患者の足を台の上にのせる．セラピストは治療する足部の横で近位側に立つ（左足と想定する）．セラピストの右の第1中手骨腹側を患者の第1中足骨背側に沿って置く．右手の他の指全体を第1中足骨の下にしっかり置いて固定する．セラピストの左の指全体は第2中足骨に沿って足底に，母指は背側に置く（**図43a**参照）．そこで第1中足骨底を第2中足骨に対して下方へ滑らせ，これを保持し

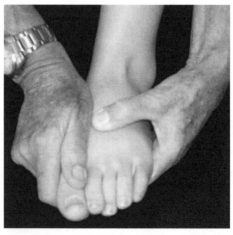

図43a　第2中足骨に対する第1中足骨底の内反を伴うMWM

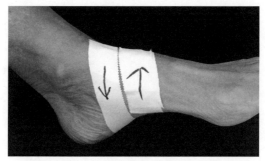

図43b　足の内側部の位置修正テーピング

たまま患者に痛みがないなら，足を内反してもらう．第2中足骨の下に置いたセラピストの指で上方に反力を加える．足を内反しても痛みがないなら，モビライゼーションをしながら，その動きを何回も繰り返す（10回くらい？）．治療がうまくいけば，患者はモビライゼーションをしなくても，痛みなく自動的な内反が可能となるだろう．また，補助的な治療として，位置修正をするテーピングを数日間行う．

　通常腹側の滑りが効果をもたらすが，他の方向も必要になるかもしれない．そのときは，セラピストは手の位置を変えてMWMsを行う．ときには第1楔状骨に対して第1中足骨底を背側や腹側へ，または舟状骨に対して楔状骨を，あるいは立方骨に対して第5中足骨底を戻す必要がある．足部をこの方法で治療しているとき，経験と実験的試みが有機的に結びつく．テープ2枚で簡単に位置修正を維持できる（**図43b**参照）．

b. 中足骨痛（横アーチ下部の痛み）

　もし足指の屈伸で中央部の中足骨頭下に痛みが再現されるなら，それは中足骨頭の位置異常により起こり得るため，MWMを試みるべきである．

　患者の足部を治療台にのせ，セラピストは足の近くに立ち，母指と示指の柔らかい指腹の間で（例えば）患者の第3中足骨頭を掴む．そして，第2中足骨に対して第3中足骨を下方に滑らせて保持し，その間に患者に足指を屈曲してもらう（**図44**参照）．

　もし痛みがあれば，第3中足骨に対して第2中足骨を下方に滑らせる．痛みがなければ6〜10回繰り返した後，セラピストの介助なしで患者に足指を

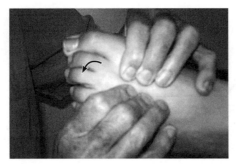

図44 中足骨痛に対する足指屈曲のMWM

曲げてもらい，再評価する．何セットか行った後，大変よくなるはずである．修正するためのエクササイズを引き続いて行うことが多い．

c. 第1中足指節関節（足の母指）

大勢の聴衆の前で足について講義するとき，足の母指を伸展すると硬さや痛みで問題がないか問いかける．すると，誰か必ず手を挙げてくれるため，一度もがっかりしたことがない．その人たちをステージに呼び，そこで治療をはじめる．その多くは女性である．なぜって？　ハイヒールやつま先のとがった靴のせい？　そう，アドバイスが必要だ．

手指と似たこの関節は，蝶番関節である．治療の選択肢は内側への並進運動または回旋である．中足骨頭を固定し，運動に伴い回旋させることはたやすいが，内側滑りは難しい．優れたハンドリング技術が必要である．

テクニック

患者には治療台かベッド上に座り，枕に患側足をのせてもらう．右足の母指を治療するときには，セラピストは患者の左側に立つ．関節裂隙の位置を確かめ（必要ならばペンで印する）両母指を第1中足骨遠位内側に当て，固定する．患者の第1基節骨近位端の外側にセラピストの両側の示指末節骨を当てる．両母指で中足骨を固定している間に，示指で基節骨を自分に向けて滑らせる．並進運動はごくわずかである．その位置に保持したまま，患者に足の母指を伸展させる．適用があれば，痛みなく行える．不快なく完璧に行うには少し調節する必要がある．足の母指が**外転してはならない**．外転する

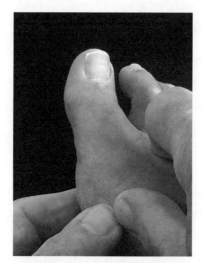

図44a 足の母指のMWM

と，関節面を斜めに滑らせることになり，痛みを招くだろう．患者による
オーバープレッシャーが可能である．ストラップでも同じことができる（**図
44a**参照）．

10. 足関節と脛腓関節

(i) 足関節内反捻挫

　足関節内反捻挫は世界中で最もよくみられるスポーツ外傷であるが，行われている治療は最悪である．スポーツ外傷に関わり従事する人は下記を読み，留意してほしい．

　私は，この外傷に対処するとき，医師，医療従事者などすべての臨床家が診断を誤り，足関節内反捻挫を理解していないと考えている．彼らは遠位の（ときに近位も）脛腓関節への対処の重要性に気づいていない．足の外側靱帯の治療が非常に重要である．もちろん外側靱帯の線維はさまざまな程度に断裂するが，ほとんどの場合，その損傷は重大ではない．正常な可動域を超えて強制的に足部が内反されると，腓骨は脛骨の前へ移動し捻じれ，位置異常が起こる（本当かって？　文献10-13を参照しなさい）．知られる通り，靱帯は非常に強固で，腓骨端がよく骨折する．足関節内反捻挫で脛腓関節が注目されていないことに，私は驚いている．多くの教科書で，重症な足関節内反捻挫では近位脛腓関節が損傷すると記されている．このような事実があることから，遠位脛腓関節にもっと注目すべきである．少なくとも発表された4論文で，足関節内反捻挫後に脛骨に対する腓骨の位置異常がある確証が示された（急性および慢性の損傷において）．

　このテクニックを説明するために，症例を紹介する．1992年に，足関節を「捻った後」6週間足を引きずって歩いていた中年男性が現れた．彼の足は腫脹し全く内反できず，底屈もほんのわずかだった．評価で，脛骨に対して腓骨を斜め上後方に滑らせ，それを保持すると，足部を完全に**痛みなく**内反することができたのである．いつものようにMWMを反復し，脛骨に対して腓骨が背側になるテーピングを施すと，患者は90%痛みが改善して帰った．治療の2日後，患者の腫脹のほとんどはなくなり，足内反の最終可動域にわずかな不快感を残すのみであった．もう一度MWMsを行ったあとは，それ以上，治療する必要がなくなった．それは私にとって非常に喜ばしい結果であり，その理由を説明する唯一の単純な答えは，その患者の足関節には位置異常が存在していたということである．ずっと以前から，私たちはすべての足関節「外側靱帯」捻挫では腓骨を検査してきたが，私は足関節内反捻挫では

外側靭帯がひどく損傷することは極めて少ないと確信している．ほとんどの足関節内反捻挫では，脛腓関節が障害される．上記の男性を思い起こし，次の点に注目したい．まず第1に，もし彼の足関節内反捻挫による損傷が外側靭帯損傷のみだとすると，6週間経過しても，なぜ回復の兆候が何もなかったのか．腫脹は説明できるが，足内反の大きな制限については説明できない．第2に，セラピストが腓骨を背側に滑らせている間に足を内反させると，普通，外側の靭帯はより伸張される．それでなぜ患者は痛みを感じなかったか，そしてなぜ痛みなく足を完全に内反できたのか？ これに反論するのは難しいが，脛骨上で腓骨を滑らせるということが私の見解である．正しい骨の位置関係に戻したため，痛みなく機能が回復したことを示すものである．

治　療

セラピストが評価あるいは治療として腓骨を滑らせるとき，多かれ少なかれ靭帯の走行に沿って行う．それは背頭側である．セラピストはベッドの端から足を出して背臥位となった患者の足部の方に立つ．母指球の隆起部を外果から2〜3cm遠位に当て，脛骨に対して腓骨を斜め後方に押す．痛みがあった方向への運動時痛が実際に消えるだろう．対側の手で下腿部を保持する（図45a参照）．

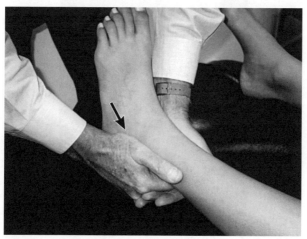

図45a　遠位脛腓関節障害を伴う足関節内反捻挫後のMWM

セラピストの母指球隆起部は足関節に触れてはならない．このテクニックを用いると回復期間が半減するから（あなたの）収入は減ることになるが，素晴らしい満足が得られる．痛みがあれば，動きの向きをほんのわずか変える．セラピストの動かす方向が正しくなかったためかもしれない．

　もし骨折がないなら，内反捻挫の後に，できるだけ早く腓骨を正しい位置に修復するべきである．受傷後48時間はRICEアプローチが選択されるが，「正常な位置に」腓骨を保つためにテーピングを追加する（図45b参照）．

　48時間後，MWMはルーティンで用いる．腓骨を頭側後方へ滑らせ，患者にオーバープレッシャーを加えた内反底屈運動を何セットか行ってもらう．セラピストの大腿外側部，または患者がベルトを用いてオーバープレッシャーを加えることができる．

　テーピングは**図45b**に示したが，皮膚のかぶれがなければ48時間貼付しておく．私は幅5cmのテープを使う．テープは下腿に斜めに貼り，上方に巻きつける．外果下端の少し上から斜めにテープを巻きはじめ，セラピストの母指球を使って腓骨を位置修正する．この修正を保持したまま，**床方向**へ強くテープを引き，それから巻き上げる．足関節は荷重関節であるため，最初

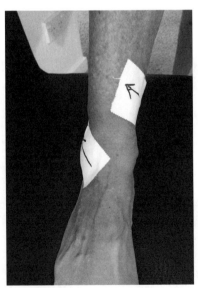

図45b　足関節内反捻挫に対する正しいテーピング

のテープに重ねて二重に巻く．これでセラピストが行った修正が確保される．

　よく教科書に記載されているような，足部の底屈内反を防止するテーピングは決して行ってはならない．これは正常な足関節の動きを抑制し，治癒過程を遅らせる．それは全く無意味であるが，悲しいことに教科書を変えるには何年もかかる．

　オーストラリアのパースで行われた研究で，我々の足関節内反捻挫に対するテーピングを多くの女性バスケットボール選手に行った[14]．その結果，テーピングにより足関節内反捻挫の発生が驚くことに1/6に減少した．すごい予防効果でしょう！

(ii) 足関節可動域制限

　患者が慢性的な足背屈あるいは底屈制限を呈しているのに直面したら，患者に今までにひどい足関節内反捻挫をしたか尋ねてみよう．そのほとんどで，足関節内反捻挫または骨折を経験したことに気づくだろう．そのため私は第一選択肢として，以下に示すテクニックを用いている．

a. 背屈制限
遠位脛腓関節

　右足関節に可動域制限がある患者を想定する．患者は立って右足を椅子の上に置く（図46a参照）．セラピストの左豆状骨を患者の腓骨外果の腹側下端に当てる．脛骨に対し外果を背側かつ少し上方へ滑らせ，患者に膝を曲げ前方へ体重移動させて足関節を背屈してもらう．普通，痛みはない．もし痛みがあれば，固定された足部に対し，方向を変えて膝を曲げさせる．わずかに方向を変えることが成功の秘訣である．数回繰り返し，再評価する．

　注目　足関節外傷後に，ときには同時に腓骨頭の位置修正を行う必要がある．患者に椅子に足をのせて立ってもらい，自分の腓骨頭の後方に母指球を当て，この運動を指導する（図46b参照）．患者は自宅でエクササイズし，可動域を維持できる．

距腿関節

　右足関節に背屈制限がある患者を想定する．患者に治療台で右足を前に立

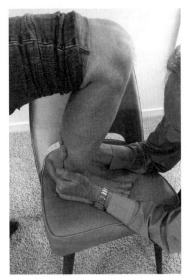
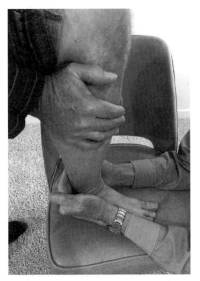

図46a　椅子の上に足をのせて
　　　　行う背屈制限に対する
　　　　MWM

図46b　患者による近位脛腓関
　　　　節の位置修正

てた片膝立ちになってもらう．バランスが取れるようにさせる．セラピスト
の股関節部と患者のアキレス腱の約4cm上部にベルトをまわす．不快感が
ないよう，ベルトとアキレス腱の間に柔らかいスポンジを挟んでもよい．一
側の手の母指と示指の間の水かき部分で，距腿関節の関節裂隙に近接した距
骨まわりをしっかり把持し固定する．脛骨と腓骨が足部にのるようにベルト
で前方へ引く．普通，痛みはないはずである．痛みがあれば，膝が曲がって
足部にのる方向を少し変える．わずかに方向を変えることが成功のカギとな
ることがよくある．優れたセラピストは，これに注意するだろう．患者が前
方へ移動すると，その下腿がセラピストに近づくため，ベルトの接触を維持
するには腰を下げなければならない．ベルトがベッドの縁に当たってはなら
ない．この運動を数回繰り返し，再評価する．

b. 底屈制限

遠位脛腓関節

　　右足関節に底屈制限がある患者を想定する．踵をベッド端から出した膝立

て位になる．セラピストは患者の足の位置で，患者に向いて立つ．次にセラ
ピストの左小指球を腓骨の外果の腹側下端に当て，他指は下腿部を包んで把
持する（**図47a参照**）．腓骨を可能な限り後上方へ滑らせる．この滑りを保持
したまま，患者に痛みなく底屈運動を行ってもらう．痛みがあれば，そこで
優れたセラピストなら痛みが消えるように，わずかに滑りの方向を変える．
セラピストの体をオーバープレッシャーを加えるのに利用できる．持続的な
改善のために，数回繰り返す．

　骨折後，足関節周辺が腫れて痛みに過敏になることがよくある．他でも当
てはまるが，患者の不快感を取り除くプラスチック・フォーム（スポンジ）を
手と触れる皮膚の間に入れて使用するとよい．

距腿関節

　このテクニックは，1974年にF M Kaltenborn教授が私に紹介した．これ
はもちろん，MWMとして教えられたものではなく，残念ながら長い間，こ
の手順の重要性を私も他の人も忘れていた．

　左足関節に底屈制限がある患者を想定する．ベッドの背もたれを起こした
半坐位になる．セラピストは患者の足もとで，患者に向かって立つ．右手の
小指球を距腿関節の近位部に置き，母指と他の指は下腿部まわりを包み把持

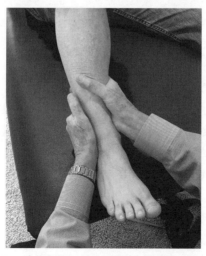

図47a　底屈制限に対する遠位脛腓関節のMWM

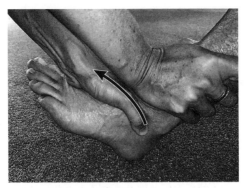

図47b　距腿関節底屈のMWM

する(**図47b**参照).手の小指球で脛骨と腓骨に圧迫を加える.ここでは特に腓骨に注意を払うが,これは大切なことである.これを強調するのは,脛骨と腓骨の間の位置異常が,それで修正されると信じているからである.

　ここでセラピストの左手の母指と示指の間の水かき部分を距骨のまわりに当てる.母指と示指を少し遠位に傾けると内・外果の直下に当たる.右鼠径部に曲げた右肘が当たるようなランジ立位となる.体重を利用し,脛骨と腓骨が可能な限り後方へ滑るように押す.これによって足関節がロックする.この滑りを保持したまま,痛みなく,左手で距骨を手前(腹側)に回転させるように引く.痛みがあれば,優れたセラピストならば,わずかに方向を変えて痛みが消えるか確認できる.右手で皮膚のたるみを取るためのほんのわずかな動きが求められる.セラピストはこれが底屈を回復させる運動であることを忘れないでほしい.複数回の繰り返しにより,著しい永続的な改善がみられる.患者は可動域維持のため,エクササイズを行う.

　繰り返すことを許してもらえば,このMWMは痛みを起こさず,伸張感が期待できる.骨折後に足関節周囲の組織が腫れて痛みに過敏になることがよくある.他でも当てはまるが,患者の不快感を取り除く柔らかいフォーム(スポンジ)を手と触れる皮膚の間に入れて使用するとよい.

(iii) 近位脛腓関節

　患者の膝の後外側に痛みがあるとき,「位置異常」があることに注意する.おそらくそれは,大腿二頭筋腱損傷や大腿筋膜張筋症候群ではないだろう.

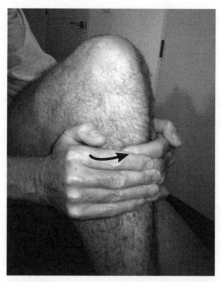

図48 近位脛腓関節のMWM. 足を椅子にのせた荷重位での膝屈曲

例を挙げると，患者は荷重して膝を曲げると痛みを感じることがある．その
とき患者の腓骨頭を脛骨上で前方へ滑らせながら，荷重するよう指示する．
これを実際に行うよい方法は，足を椅子の上に置き，その足に覆いかぶせる
よう膝を曲げることである（**図48**参照）．痛みがなければ，MWMsを10回3
セット行い，再評価する．うまくいけば，患者自身が自分の母指球を使って
腓骨頭を前方へ滑らせながら膝を曲げるセルフMWMが可能となる．

　膝伸展位で痛みがあれば，立位でこのテクニックを応用できる．

　テーピングは「正しい位置」に腓骨頭を保つのに大変有効である．

　患者に下腿外側から足の方まで坐骨神経痛の後遺症のような症状がある場
合，この方法で腓骨を正しい位置に修正すると，痛みがなくなることをよく
経験するだろう．これはおそらく，このテクニックにより緊張度が変化し，
神経に由来する緊張を変化させたためと考えられる．

　私のMWMsの解説が前より短くなっていると気づいたかもしれないが，
そうしなければ，読者はくどいと感じるだろう．すでに冒頭で手指，中手骨
および手根骨でのガイドラインを述べたため，今後おそらく読者は，さまざ
まな関節に対し，自分のMWMsを統合して行えるだろう．本書はいろいろ
な関節において，私の方法がいかに有効であるか示したものである．

11. 膝関節

　MWMsは明らかに膝に重篤な外傷がなく運動制限がみられた場合，常に試みるべきである．私は2種類のテクニックを用いている．まず1つ目は，内側または外側に滑らせるMWMである．2つ目は回旋MWMである．それは，膝が蝶番関節である理由による．

　運動を併用するテクニックを用いるとき，滑らせる方向は一般的な法則として，内側の痛みは「内側」へ，外側の痛みは「外側」へ滑らせる．MWMsは伸展よりも屈曲制限を治療するとき多く用いる．屈曲制限はスポーツ障害に多くみられ，膝関節内障という診断で紹介された患者によくみられる．

内側または外側滑りMWM

　患者を腹臥位にし，セラピストは健側に立って膝の内側滑りを行う．セラピストは自分の腰まわりにベルトを掛け，患者の下腿の膝関節近位端にまわす．患者に適度な膝屈曲角度を保たせ，滑りの方向を念頭に置く．

　セラピストは一側の手で下腿部を支える（図49a 参照）．セラピストはベルトを介し膝を内側へ滑らせ，そして患者に膝を曲げてもらう．適用があれば痛みなく，ただちに可動域の改善がみられるだろう．外側に滑らせるには，制限のある膝の脇に立ち，セラピストは反対側での内側滑りと同様に，ベルトを用いて滑らせる．

　ベルトを介した滑りの方向は治療面に沿って水平に保つことが重要であるため，セラピストは膝が曲がるにしたがい，少し腰を動かして対処する．

回旋MWM

　左膝が痛みのため屈曲最終域まで行かない患者を想定する．患者の左足を椅子にのせ，椅子の背もたれを掴んでもらう．セラピストは，患者の後ろに立ち大腿骨に対して脛骨高原を内旋させる．セラピストの左手基部は，腓骨頭の後方内側を保持する．セラピストの右手は，回旋しやすいように脛骨上部を包むように把持する．痛みによる制限の手前まで膝を曲げる．脛骨は常に内旋のまま保持する（図49b 参照）．

　このテクニックに適用があれば，患者は荷重位で痛みなく，膝をもっと曲

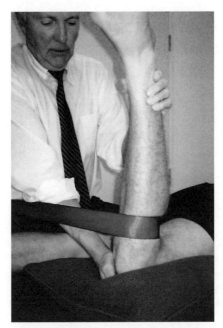

図49a　膝屈曲における内側滑り MWM

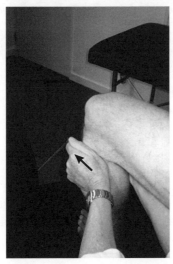

図49b　MWM. 膝屈曲に伴う大腿骨に対する脛骨と腓骨の内旋

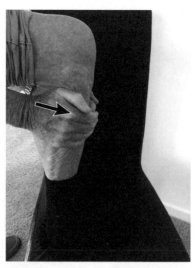

図49c　膝屈曲のセルフMWM．患者は椅子に足をのせ，大腿骨
に対し脛骨高原を位置修正する

げることができるだろう．患者は痛みのある膝に，足を椅子の上にのせて回
旋を伴うMWMsを自分で行うことができる．患者は両手で下腿近位を包み
込むように把持し，大腿骨に対して脛骨を内旋させる（**図49c** 参照）．腓骨側
の手はもちろんボーナスとして脛骨に対する腓骨の位置異常を治すことがで
きる．患者は回旋位を保ちながら膝を曲げて体重を前にかけるが，痛みは生
じない．私は，変形性膝関節症の患者に，この方法を基本的なホームプログ
ラムとして規則的に行うよう指導している．

　このテクニックは，多くの人工膝関節置換術後に非常に有効である．

　回旋MWMsの効果があれば，大腿骨に対して脛骨を内旋させるテーピン
グを行う．これは，メイン州（米国）のポートランドでのコース受講生であっ
た理学療法士Susan Phillipsが即興で考案した方法である．Susan女史の提
案を私は大変気に入っているが，彼女の方法は私が期待した通りの効果を示
したばかりでなく，患者がテーピングの方法を簡単に覚えることができる．
これは非常に重要である．

　まず，立っている患者の下腿後面に5cm幅のテープを斜めに貼る．膝の前
面ではテープの上端が（膝蓋骨にはかからないようにして）膝蓋腱の上を通

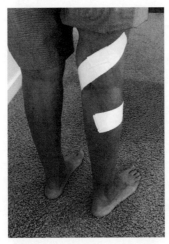

図49d　膝の内旋テーピング

す．テープの下端は下腿を斜めにまわり，腓骨頭の後ろに貼り付ける．

　次に，患者に5〜10°膝を屈曲させる．患者は足部を内側に向け，下腿を大腿骨に対してできるだけ内旋させる．最後にテープを大腿骨に斜めに巻き上げる（**図49d**参照）．

　膝の障害の多くは，このテープにより驚くほどよくなるだろう．膝蓋大腿関節に問題のある患者には，予期しないボーナスがもたらされる．この方法で脛骨を内旋させると，膝蓋骨の運動軌跡が変わる．定型的なMcConnellテーピングで効果がなかった患者において，この方法で効果が期待できる．

テープによる皮膚の反応

　読者はこのテープによる皮膚のかぶれを避けるため，市販のアンダーラップを用いてよい．キネシオテープはアンダーラップとして優れている．しかし，確実に骨を位置修正するには強度が十分ではない．私は決して48時間以上テープを貼り付けたままにはしないが，皮膚にかぶれがあれば，すぐに取り外すべきである．

12. 股関節

　他の可動関節と同様に，運動に伴う滑りは自然に起こる滑りに対して直角に行うべきである（例えば，指を屈曲させるときの内側または外側の滑りのように）．

a. 内旋制限

　股関節が原因で生じる運動制限の1つは内旋制限であるが，レントゲン上，関節に明らかな変性がない患者にこのモビライゼーションは非常に適している．ここでは右股関節の内旋制限の患者を想定する．

　MWMは，臥位および荷重位で行うことができる．

　臥位　患者は治療台で背臥位になり，股関節と膝関節を曲げる．セラピストは右股関節の脇に立つ．治療ベルトを患者の大腿近位部に掛け，セラピストの股関節のすぐ下で大腿骨上方に掛ける．重要な点は，ベルトを患者の大腿内側のできるだけ近位にベルトを掛けることだが，そうでないとベルトで痛みが生じ，滑りの効果もなくなってしまう．セラピストは曲げた左肘を自分の左鼠径部に当て，手は患者の腸骨に置く．前腕をベルトの内側に入れることに注意する．この肢位を保持するとき，ベルトが緩まないようにする（**図50a**参照）．セラピストの右腕を患者の大腿と下腿にまわす．この肢位であれば，セラピストの大腿に掛けたベルトにより，患者の大腿を外側に滑らせながら股関節を他動的に内旋させることができる．セラピストの前腕は骨盤を安定させるとともに，肢位を保持できるため，これが成功のカギとなる．このテクニックを用いると，ほぼすべての患者で痛みなく回旋の角度が改善し，その結果，機能が改善し痛みが軽減するだろう．これらを数回行ったうえで，患者に家で適切なエクササイズを行うように勧める．

　立位　患者に立ってもらい，患者の大腿部とセラピストの大腿部にベルトを掛ける．写真のように（**図50b**参照），ベルトは水平にする．セラピストの手を患者の腸骨に置いて固定し，セラピストの大腿を利用して外側への滑りを引き出す．この状態を保持し，他側の下肢を床からわずかに浮かせて，患者に患側下肢を軸に回旋させる．離開力は制限や痛みのある回旋可動域の手前のところで加えるだけでよい．理想をいえば，患者が回旋するときに誰か

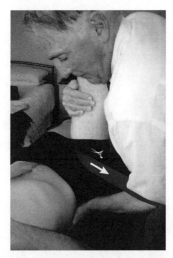

図50a　臥位での股関節内旋のMWM

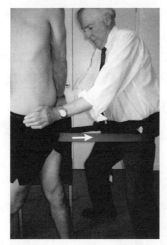

図50b　立位での股関節内旋のMWM

が患者の手を握ってあげたり，何かに背中をもたれたり，あるいは椅子や何かに掴まっていれば安全である．このテクニックは，外旋が困難なときにもよい適応となる．

b. 股関節屈曲の回復

このテクニックは，臥位での回旋と全く同じように開始する．股関節の他動的な回旋の代わりに，外側への滑りを加えながら，他動的に股関節を屈曲させる．もしいくらかでも不快感があれば，回旋の角度を少し変えたり，いくらか外転したり，離開の方向を変えたりするとよい．

立位では，患者は椅子の上に足を置く．患者には安全のために椅子の背もたれを持たせ，セラピストがベルトを用いて外側に離開する間に，患者に前方へ体重移動させて股関節を屈曲させる．

c. 股関節外転の回復

患者は立位で，患側の下肢を床につき，健側の足を椅子の上にのせる．患者の両下肢は可能な限り開く．患者は，安全のため椅子の背もたれを把持する．患者が椅子の上で膝関節をより曲げて骨盤を椅子の方に移動させると，患者の患側の股関節に外転方向のオーバープレッシャーを加えることができる．このストレッチでは，同時にセラピストが治療ベルトを使用して股関節を後方へ滑らせる．写真はそれを説明している（**図50c**参照）．セラピストの両手で患者の腸骨を固定する．次に慢性化した**内転筋の肉離れ**を治療すると

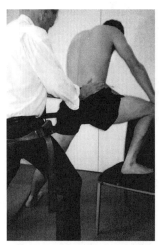 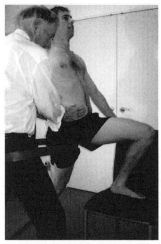

図50c　荷重位での股関節外転のMWM

図50d　立位での股関節伸展のMWM

きには，このMWMを行ってみなさい．いつもうまくいくとは限らないが．

d. 股関節伸展の回復

　患者は椅子に向かって立ち，健側の足を椅子にのせ，安全のために椅子の背もたれを把持する．セラピストは患側に立ち，患者の大腿のできるだけ上部にベルトを掛ける．男性の場合は「付属品(furniture)」に掛けることは避ける(この愉快な用語は，認定指導者仲間のMike Dufresneが使いだした)．セラピストの大腿は，ベルトの内側に入れる．患者が膝を曲げて前方へ移動する間，セラピストは外側へ持続的に離開し，そして患者に脊椎を伸展させる．これは腸腰筋のストレッチに類似している(**図50d**参照)．

13．MWMsのまとめ

- MWMsを適用するとき，決して痛みを起こしてはならないことを覚えておく．
- オーバープレッシャーは，MWMによる最大の効果を得るのに必須であることを覚えておく．
- 十分な回数を反復して実施すると，その効果はより長く続き，回復した結果により関節は正しい運動軌跡や正しい位置に改善されることを覚えておく．痛みのある関節の運動制限に対するMWMsを適応する場合，滑り運動の方向は極めて重要である．その方向が治療面からわずかでもずれたら，痛みが起こるだろう．わずかに滑りの方向を変えるだけで劇的な違いが生まれる．
- 患者がMWMsを行うことが可能なときは，いつもそれを指導することを覚えておく．
- テープは可能なら2日間そのまま貼り付け，あるいは必要に応じて取り換え，正しい位置に関節を保てることを覚えておく．
- 他の治療法を同時に実施できることを覚えておく．
- 適用があれば，評価の一部として用いることを覚えておく．

第3部

四肢　雑録

緒　言

　私は，1970年にヘルシンキではじめて四肢の関節に関する徒手療法のコースに出席した．私の初期の指導者であるFreddy Kaltenbornがそのコースの教師であった．彼は私に脊椎の手技や四肢関節の動かし方を教えてくれた．私は彼に恩義がある．

　私はもちろん多くの人たちの教え，例えばG Maitland，R McKenzie，R Elvey，そしてJ McConnellの影響を受けてきた．このセッションでは，特に私がずっと行ってきた新しい概念であり，私が疼痛解放現象（Pain Release Phenomenon；PRP）と呼んでいる新しい概念について述べる．PRPsは広く適用できる．それらはいまだ開発中のテクニックだが，私が行っていることを理解する読者は多くの慢性的な症状の治療にPRPsを適用できるだろう．こういう言い方をすると読者は先を読むべきだと思うに違いない．

A. 疼痛解放現象テクニック
(Pain Release Phenomenon Techniques ; PRPs)

弁　明

　最初にPRPという略語についてお詫びをしなければならないが，症例報告を書く際にはこの略語がより便利になる．疼痛解放現象テクニック（Pain Release Phenomenon Techniques）とフルスペルで書こうとするとき，特に現象 "phenomenon" という単語はミススペルを起こしやすい．

序　文

　私がPRPsをはじめたのは，1981年にG D Maitlandの優れた論文である "The Hypothesis of Adding Compression When Examining and Treating Synovial Joints（滑膜性関節の検査と治療で圧迫を加えることに関する仮説）"[15]を読んだすぐ後から治療法として圧迫を用いはじめたときである．徒手療法における非常に役に立つ手段だということがすぐに明白になったが，もしガイドラインが開発されておらず，それが理解されていなかったら，患者の症状を悪化させ，別の患者はその治療を拒否したであろう．

説明と解説

　Maitlandの論文の中に述べられているように，四肢関節の評価をするときにセラピストは圧迫検査によって痛みが引き起こされるかどうかを試みるべきである．これを行うには，関節を生体力学的な安静肢位（resting position），すなわち関節周囲の組織が最大限に弛緩した位置にする．次に，近位の関節面を一側の手で固定し，他側の手で関節に圧迫力を加える．この圧迫力を維持しながら，滑走させたり回旋させたりして痛みが生じるかどうかをみる．これらの検査を用いるときは，最終可動域での運動は避ける．セラピストは関節痛に注意して評価し，もし関節を最終域に向けて動かしたときに痛みが生じたならば，それは関節包性か靭帯性のものであろう．一般常識として，加える圧迫の強さが広く知れわたらなければならない．過度の力は必要ないし，もし骨端が痛みを起こせば，圧迫は不必要な苦痛の原因となるだろう．

滑走運動で患者が受け入れられる程度の痛みが出るくらい加えたら，しばしば痛みが消えたり明らかに減少することを「偶然」経験した．この痛みを引き起こす手技を繰り返したら，痛みのレベルが減少し，痛みが起こりはじめる時間も低下した．20秒間行った後，次には15秒，次は12秒，そして8秒，そしてこの手技をおよそ10回繰り返していくうちに痛みはなくなった．この治療形態は持続することが実証され，効果的な治療方法となった．

　運動とともに圧迫を加える現象がうまくいくことを試しているうちに，慢性的な（6週間以上続く）筋骨格系の痛みがこのように圧迫を加えることで減少することは私の驚きとなり，それを実施するようになった．

　他の方法として，私は伸張や筋収縮なども行う．

　PRPsは，急性期症状の治療ではない．これらの手技は，組織の修復が終了したと判断できる慢性期の問題に対する治療として位置づけられる．例を提供する．もし，患者が筋の線維をいくらか断裂した直後だと他動的ストレッチと同様に自動運動でも痛いだろう．筋収縮やストレッチを20秒間行ったら，痛みを減少させるどころか，損傷を悪化させてしまうだろう．これがPRPsを用いるガイドラインは損傷後6週以降という理由である．

　他の治療と同じように，PRPsについても患者にその目的を説明しなければならない．それは，患者は最初に幾分か不快感を感じるが，痛みが減少またはなくなったらすぐに言ってもらうことが重要だからである．痛みがなくなったら継続しても意味がないため患者に言ってもらわなければならない．セラピストはその時点で中止し，また再開する．もし，最初のPRPで，痛みが10秒以内に消えたら，それは必要な痛みを誘発していないことになる．

　もし必要な痛みが誘発され，数秒後に痛みが悪化した場合は，そこで中止する．PRPが適用ではない．患者は，痛みが強くなったら伝えることを意識すべきである．セラピストの痛みの誘発が強くなりすぎないように注意する．

　PRPsをテストしてそれを適用すると治療時間が短縮するので，5分以内で満足する結果が期待できる．

　治療で達成すべきことは，MWMsやセルフPRPsと同様，効果が長く持続するということを機会あるごとに教えることである．

　この現象について教えるときに私が考慮すべき唯一のことは，あまりに強い痛みを出してしまうと，結果は悪くなるということである．国々でよくな

いテクニックを教えてしまったら，訴訟があちこちで起こってしまう．

1. いくつかの圧迫治療の例

　圧迫について解説をはじめるにあたって，いくつかの特別な治療の例を紹介し，次に他の適用について述べたい．

(1) 第2，第3および第4中足指節関節

　中足骨骨頭下に疼痛を有する患者にしばしば遭遇する．それは中足骨痛と診断されるだろう．圧迫検査が常に適応の根拠となり，陽性であれば圧迫PRP治療が実施される．セラピストはしばしば，数カ月も悲惨な状態にあった患者が治療の結果，劇的に痛みが軽減するのを体験する．これを実施するときは，患者は臥位になる．セラピストは第2指の近位指節骨底部を右（または左）の母指と屈曲した示指の近位指節骨で掴む．他側の母指と示指で第2中足骨骨頭を固定する（図51参照）．次に近位基節骨底を第2中足骨頭上で，中等度の圧迫力を持続的に加えながら上下に滑らせる．掴むときには指先でつままないようにして，滑りは純粋に一方向に行い，楔状にならないように確実に実施する．滑りの方向はわずかに斜めとし，治療面に対して平行に動かす場合，可動域は骨端の大きさからは想像できないほど大きくなる．もし痛みが生じたならば，滑りを伴う圧迫を20秒まで行う．この時間の範囲内で痛みが消失したら，満足する結果が得られるまでこの方法を数回繰り返す（PRPを感じれば痛みはない）．圧迫しすぎないことと，痛みが増強したらた

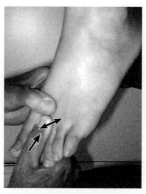

図51　第2中足指節関節に対する圧迫治療

だちに止めることを覚えておくこと．本書で取り扱っている他のすべてのテクニックと同じように，他の治療，例えば虫様筋のエクササイズなども指導する．

(2) 第1中足指節関節下の種子骨

　体重をかけたとき母指基部の下に痛みが生じるが，検査では中足指節関節自体には明らかな症状がないときには，種子骨が原因として考えられる．

　圧迫検査は，足部の内側縁の下方で種子骨の近くに痛みがあるときの原因として，その小さな骨に由来すると判断するための有効な方法である．それらの骨は簡単に触診できないので，私は検査をするときには次のような手順にしたがって行っている．セラピストは，完全屈曲した示指の外側を種子骨の真下に当て，対立位にある母指を第1中足指節関節の上に置く．広い面でその下にある種子骨に当て，加えられる圧迫力から逃げられないようにする（図52参照）．そのような位置で母指と示指を使って圧搾することにより，種子骨は圧迫から逃れられない．そしてセラピストは母指を他動的に屈曲・伸展する．もしこの運動で痛みが生じ，特に圧迫を止めたとき，その痛みがなくなったなら，それはおそらく種子骨由来である．長母指伸筋腱は非常に過敏なので，すぐ下にある骨との間で圧迫しないように注意して行わなければならない．母指の指腹を腱の中心に当てることは避けなければならない．もし圧迫で痛みが生じれば，20秒ルールを守りながら，これを治療に用い

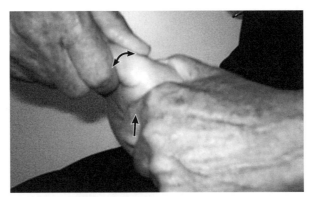

図52　種子骨に対する圧迫治療

る．通常，数回の治療で十分である．私が言っておかなければならないこと
は，必ず弱くなっている長母指屈筋の筋力を増強するエクササイズを指導す
ることと種子骨を整復するために，1.25cm幅の酸化亜鉛テープを用いる．後
者のテーピングは，足部における種子骨が膝蓋骨と類似しており，病理もほ
ぼ同様に扱うことが可能であるために実施している．ここで私はJenny
McConnellの論文"The Management of Chondromalacia Patellar－A Long
Term Solution（膝蓋軟骨軟化症のマネジメント－長期的解決法）"を読者に
紹介しなければならない[16]．粘着テープを種子骨が内側へ引かれるように皮
膚に貼り付ける．この新しい位置を保持させるために，テープのもう一端は
足の背側へ斜めに巻き上げる．

(3) 中足－立方関節

　私の経験では，第4・第5中足骨と立方骨間の可動域制限に遭遇したこと
はない．しかし，この関節周辺に痛みがある患者で，特に体重負荷をしたと
きに増悪する場合には，圧迫検査を行うべきである．この検査をするため
に，患者は臥位になり，痛みのある側の膝を屈曲し，踵を治療台にのせる．
もし患者の右足が障害されている場合，患者は治療台の左端の近くにのり，
セラピストは患者の左側に立つ．次にセラピストは，立方骨の上部を右示指
と中指で，下部を母指で固定する．左手の母指球と手指で第4・第5中足骨
骨底と骨体を掴む．そして，左手で前方から後方への滑りを出しながら圧迫
力を加える（図53参照）．もし痛みが生じたら，このテキストの最初で述べ

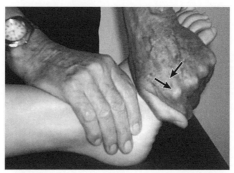

図53　中足－立方関節に対する圧迫治療

た圧迫治療を実施する．

(4) 大菱形骨－第1中手骨関節

　すべての理学療法士が知っているように，これは鞍関節で非常に退行性疾患になりやすい．若いときは関節包に十分な緩みがあり，ちょうど球関節のように動く．痛みがある場合，セラピストは圧迫治療を実施することを視野に入れ，運動検査をしながら圧迫すべきである．セラピストは坐位になっている患者の手を体に押しつけて確実に固定する．一側の母指と示指で大菱形骨を，他側の母指と示指で第1中手骨を握りしめる（図54参照）．圧迫しながら，母指を屈曲・伸展，次に外転・内転，最後に回旋して，どの動きで痛みが生じるかをみる．もし痛みが出現すれば，圧迫治療を引き続き行う．すでに述べた20秒ガイドラインにしたがって実施し，ときどき軋轢音が生じることもあるが，躊躇しない．

(5) 豆状骨－三角骨関節

　この近くに痛みがある患者の場合，この関節を見落としてはならない．この関節に問題がある場合，手関節を伸展する際，特に豆状骨が三角骨上で圧迫されるように他動的にオーバープレッシャーを加えることにより痛みが生じる．この関節の検査では患者の手根を完全に屈曲させ，豆状骨を固定している周辺の組織を弛緩させ，母指と示指の指腹の先端でこの小さい骨を掴む．今度は豆状骨をさまざまな方向へ滑らせながら三角骨上で圧迫を加える．もし痛みが起これば，圧迫治療を実施する．

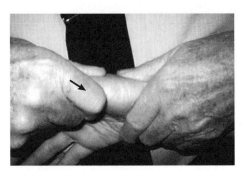

図54　大菱形骨－第1中手骨関節に対する圧迫治療

(6) 膝蓋大腿関節（軟骨軟化症）

　この関節に対する基本的な方法は単純である．患者に背臥位を取らせ，膝関節が約10°屈曲位となるように膝窩部に枕を入れる．患者の横に立ち，一方の手掌を膝蓋骨上に置き，他方でそれを補強する．適度な力で圧迫し，さまざまな方向に膝蓋骨を滑らせて，痛みの反応が生じるところを探る．痛みが生じた場合，痛みが消失するかどうかみるために，問題が生じた方向へ滑りを繰り返す．膝関節の場合，疼痛解放現象が起こるかどうかみるための滑りの繰り返しは，25秒までが適応となる．PRPsは膝蓋大腿関節の疼痛には，極めて効果的な方法である．

　2016年のグラスゴーでのIFOMPT国際学会で，私は数百人の参加者の前でデモンストレーションを行ったが，米国から参加していた理学療法士が立ち上がり，10年前に私が彼女の大腿膝蓋関節をPRPsにより治療されたことを紹介したいと述べた．全聴衆の前で彼女は約11年間重篤な膝の問題があったと言った．痛みは階段上やランニングなどで常に生じた．彼女の痛みを私がPRPsにより1セッション行った後，彼女の痛みはなくなりその後全く生じなかった．彼女はそのときランナーで，マラソンでも走っていた．私は大変幸せになり，PRPsを実施した効果を十分に紹介してくれたことに対して感謝のしようもなかった．

(7) 頸椎

　患者が頸に限局した長い経過の痛み，それが側屈と回旋で生じるときに疼痛側への圧迫治療を試みる（図54a参照）．

　これを実施するには，セラピストは優れた操作技術がなければならない．椅子坐位の患者の後方に立ち，もし右側が患側であれば，セラピストの右手を患者の頭の上に置き，左手を左の肩甲帯上部に当てる．次に右手で頸椎に穏やかな圧迫力を加え，側屈と回旋をさせて受け入れ可能な強さの痛みを誘発する．この誘発運動を，すべての不快感がなくなるか減少するまで20秒間繰り返し続ける．もし減少したら，より少ない誘発する手順を繰り返し，何が起こるかを観察する．そのとき20秒以内で痛みは消失するはずである．

　疼痛解放現象が起こったときには，セラピストはそれを繰り返すと，患者に素晴らしい結果をもたらすだろう．もし最初のPRPが6秒以内で生じた

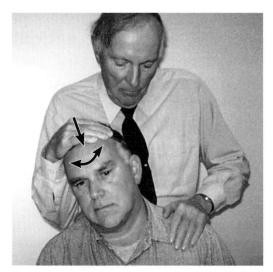

図54a 頸椎の圧迫治療

ら，それは有効となる十分な痛みを誘発していないことを意味するだろう．

2．その他のPRP治療例

(1) 足の長母指伸筋炎

　PRPsは，この症状の解消に役立つことを証明してきた．臨床的にこの診断が確定されるのは，足の母指の自動的な伸展に抵抗を加えたときや腱の触診，他動的伸張のすべてで痛みがあるときである．

　治療するのは，足の母指の自動的伸展をしてもらい，それに対して十分な抵抗をかけて耐えられるくらいの痛みが腱に生じるときである．20秒以内で自動収縮を維持してもらい，痛みが消失するかをみる．もちろん，期待できることを患者に説明しておかなければならない．私は普段，患者に時計で時間を計ってもらうことで，この治療に参加してもらうようにしている．もし痛みが消失したら，運動によって実際に痛みがなくなるまで，数回その手順を繰り返し行う．収縮のたびに同程度の痛みが引き起こされる範囲で抵抗を強めることが重要である．次の段階では，伸張により痛みを引き起こす治療に移る．20秒ルールにしたがい，もし好結果が出たなら数回繰り返す．初診日には，1回の治療だけを行うのが賢明である．患者には自分で行うPRPsを教えておく．このテクニックは，急性の腱炎には使われない．

(2) 股関節痛

　患者は関節包パターンを示す運動の減少か，もしくはFABER徴候陽性である可能性がある．PRPsは患者の症状を劇的に変化させる．患者は背臥位になる．セラピストは非患側に立ち，股関節と膝関節を屈曲させ，股関節は約90°とする．さらに数度の内転を加える．患者の患側殿部の下にはクッションを敷く．セラピストは，片手もしくは両手を患者の屈曲した膝の上に置き，膝の上の(両)手をセラピスト自身の肩に当てる(図55参照)．体重を使って，膝の上に置いた手で股関節に後方への滑りを加える．セラピストは，この滑りによる痛みを探るために，屈曲や内転，あるいはその両方の方向をいろいろ変える必要があるだろう．そして，今では精通してきたPRPを実施する．もちろん関節炎の進行したケースや，20秒以内に好ましい反応が得られない場合はほとんど用いない．

　次の手順は，FABERテスト陽性の患者に対するものである．患者をこの

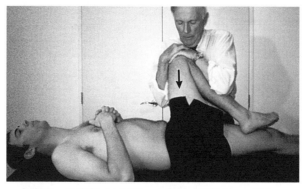

図55　股関節でのPRP．大腿骨の後外側への滑り

テスト肢位にして膝を治療台の方へ押すことによって，耐えられる程度の痛みが出るところを探し出す．「魔法の」20秒間その肢位を保持して，好ましい反応が得られるかどうかをみる．好ましい反応が出たなら，さらに続けると膝が治療台に近づき，患者はよりよくなったと感じるだろう．

(3) ドゥケルバン氏病（狭窄性腱鞘炎）

　この有痛性の症状は治療が困難であり，しばしば外科的治療を必要とする．しかし，私はPRPsを試みることを奨める．これをするには患者に母指を他の指の中に入れた握り拳をつくってもらう．次にセラピストは耐えられる範囲での痛みが引き起こされるまで，手関節を内側（尺側）に偏移させる．実際場面では，患者は自分の他側の手を使ってこれを行うことができる．PRPsはこのようにして行う．

　はじめは手関節をいくらか屈曲位にしてPRPを実施しなければならないが，症状が改善するのに応じて伸展位へと進めていく．

(4) テニス肘とゴルフ肘

　このような症状が長く続いているときには，PRPを試みるとよい．すべてのPRPsでは，痛みを再現する収縮や伸張が探し出され，それらから治療計画が立てられていることに，読者はもう気づいているだろう．

　私がはじめてPRPsを行った患者は，肘内側に激痛があり，内側上顆炎で

苦しんでいた40歳の患者であった。この状態は4カ月以上彼を悩ませ、薬物療法にも反応しなかった。検査を行うと、抵抗に対して指もしくは手関節を屈曲すると肘の内側にかなりの痛みが生じた。初診日には、超音波療法の後に、手関節と指の屈曲に対するPRPsを行った。彼は教養のある患者であり、またこの新しいPRPの治療法に興味を持ち、喜んで対応してくれた。彼はすぐに自分で行うPRPを習得した。2日後、彼の肘の痛みはほぼ消失し、それ以上治療する必要はなかった。このことで、PRPsは私たちの治療への貴重な手助けなのだろうかという論理的な疑問の余地がなくなり、より優れた治療法であると実感した。

(5) 慢性疼痛肩

　これは確かに曖昧な見出しだが、肩関節に起こるさまざまな異なった症状にPRPsを用いたときに、素晴らしい結果を経験している。私は痛みを引き出す静的収縮や伸張運動を捜し、20秒間もしくはそれより少ない時間で反応が出るかどうかをみる。私が大きな価値を見出したある手順は、患者に肩関節を90°屈曲、肘関節を完全に屈曲させた状態で治療台に背臥位に寝かせる。私はもちろん痛みのある側に注意を向けている。セラピストは健側に立ち、一側の手を患者の肘の上に、他側の手は肩甲骨の下に置く（**図56**参照）。

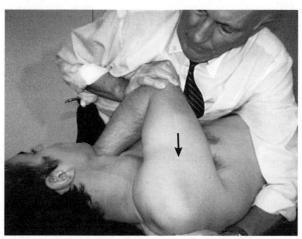

図56　肩に対するPRP．股関節のテクニックと類似している

セラピストの体重を利用して，上腕骨頭を後方に滑らせ，痛みの出る部位を探し出す．不快感を引き出すために，上腕骨の水平屈曲を加える必要があるかもしれない．もし痛みがあれば，20秒程度痛みのある部位で保持し，痛みが消失するかどうか確かめなければならない．この手順は，前に述べた股関節に行ったものとよく似ている．これは，慢性の回旋腱板損傷に非常に効果的であることが立証されている．

3．結論

　PRPsに関する最も興奮させることは，他の体系の徒手療法のように，それらが適応となるときにはただちに何らかの変化を期待できる点である．私はMWMs，NAGs，SNAGsを行うとき，この点に注意して努力する．しかし，他の理学療法をいつも除外するようなことをすべきではない．

　セラピストがPRPsを行おうとする際に加える筋収縮に対する抵抗の量と，どのくらい伸張するかを判断することが最も大きな問題である．はじめは，抵抗が大きすぎるよりは小さすぎる方がよりよい．もし小さすぎれば，生じた痛みは数秒間だけで消失してしまうであろう．もちろん，もしそのような場合であれば，次にはより強い誘発をすればよい．強すぎる持続的な抵抗を加えれば，障害を悪化させ，PRPsは断念せざるを得ないだろう．

B. その他の四肢の治療法

解　説

　この最終項で，私は読者が興味を示すに違いない各種の組み合わせたテクニックについて説明する．ここで第3部の表題に雑録という用語を用いた部分についてさらに説明するつもりである．膝に対する「圧搾」テクニックについては見落としてほしくない．

1．足底筋膜炎－踵痛

　慢性足底筋膜炎と診断された多くの患者は，実際にはその病態ではなく，代わりに治療すべき関節の問題を生じていると私は確信している．足底筋膜ではなく，距骨下関節が障害されて痛みの原因となっている．私は踵痛を訴えていた大部分の患者が，距骨下関節への徒手療法に加えてエクササイズと履き物に対する指導を行った結果，改善した事実からこの結論を導いた[17]．

　私は踵痛に対してテーピングを用いている．それを用いると非常に効果的であり，私のクリニックに跛行を呈して入ってきた患者が，痛みを感じないで出ていく．テープは距骨に対して踵骨の位置を変えるために用いられる．これはテーピングによって踵骨を外旋位にすることで成し遂げられる．2本のテープ片(幅約2cm)が用いられる．最初のテープは踵の後方から斜めにま

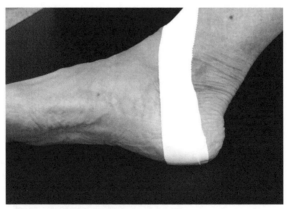

図57　踵痛に対するテーピング

わし，そして踵骨を強く外旋させて，この肢位を維持するために下腿にまわして貼られる．第2のテープはもっと効果的に固定するために，最初のテープに対して上から覆うように貼る（**図**57参照）．患者が立ち上がったときには，踵骨の位置が変わったために最初は歩きづらいが，痛みは感じられないはずである．テープは48時間貼っておき，結果に注意する．それは踵痛の基本的な治療の一部であり，そして1〜2週間にわたって使用すべきである．患者は自分でテープを巻く方法を簡単に教えてもらえる．

2．膝に対する「圧搾」テクニック

「圧搾」テクニックは，急性期と長期にわたる膝の症状に対して適用があるだろう．

緒　言

　この治療の起源を述べなければならないが，そうする前に私はLouis Pasteurからの有名な引用文「発見の分野において，機会は準備された心構えにだけ好意を示す」を読者に再び思い起こしてほしい．

　数年前，私たちは泥だらけでやってきた「膝内障」を伴う25歳の男性を治療していた．彼はフットボールの競技中に膝を捻り，少なくとも伸展は25°，屈曲は35°の制限があった．受傷数時間後，彼の膝は腫脹し，前－内側関節縁にかけて顕著な膨隆が生じた．彼は整形外科医の診察を予約したが，整形外科を受診するまでの間，私たちのところで治療するように処方が出された．私たちが行った治療は，膝の運動の回復を図る一般的な徒手的テクニックであり，超音波ともちろん大腿四頭筋とハムストリングのエクササイズを含んでいた．しかし治療は有効ではなく，その結果として5回目の診療後，彼は治療を継続することは時間の無駄であると，無理からぬ苦情を述べた．私たちはすぐに彼の苦情を受け入れて，整形外科医によって評価されるまでホームエクササイズのプログラムを続けるように頼んだ．そして最後の行為として，私は彼の膝を再び検査することを決意した．私はMcMurray検査を用いたが，その際に顕著な膨隆が認められる前角を覆い，非常に強い圧迫を加えた．驚いたことに，関節縁を覆い，圧搾している間，私は痛みなしで完全に膝を曲げることができ，そしてさらに驚いたことに，曲げた位置から完全に伸展することができた．私は前角に当てた強い母指の圧搾を解放しなかったことをつけ加えておかなくてはならない．患者は当然喜んだ．「なおった！」と彼は叫んだ．「もちろん！」と私の返答は平然としていた．そしてこの患者に対して生じた結果は，彼の問題に対する一時的な解決であり，もし再び膝を捻ったら，さらに問題が生ずる可能性があることを指摘した．彼はこの「奇跡」の後，2日後に再治療するための予約に同意するように要求された．彼はすっかり改善して，そしてそれ以上の治療のみならず手術も必要としな

くなった.

再び上記(Louis Pasteur)の私の引用について述べるが，私には確かに準備した心構えがあったといってよいだろう．そのとき以来，「圧搾」テクニックは，外傷後の膝の運動制限と**内側あるいは外側の前角近くの関節裂隙にごくごく限局した**運動時痛がある場合に私が行う重要で価値のある治療の一部となっている.

膝屈曲に対する「圧搾」は臥位または立位で適用されるが，伸展は臥位だけで行われる.

急性期の膝損傷の場合は，患者は常に臥位で治療される．慢性の膝損傷の場合は，私は荷重下で治療する．どうか徒手療法のための禁忌を忘れないでほしい．治療が適用となるときは，痛みを出さずに患者にとって十分我慢できる程度で行うべきである．我々は2編の論文を専門誌に発表したが，これは新しい診断方法となっている[18, 19].

治療手順を述べる前に私が読者の注意を喚起しておきたいのは，膝を制限範囲内で全可動域にわたって動かすときは，その可動域内で常にセラピストが大腿骨と脛骨との間の関節裂隙を触診することのできる位置が存在するということである．これは，大腿骨関節面が極めて凸の形状をしていることと生体力学的に特徴的な関節運動を行うためである．例えば，完全屈曲すると関節裂隙は半月板(内側または外側)前角の上で容易に触診できるが，伸展時は脛骨と大腿骨が近接するので触診できない．セラピストはこの知識をもとに，可動域を通して指先の下で裂隙を感じるときに，「圧搾」を加える.

臥位でのテクニックの説明

局所的な痛みのある部位を探すために，背臥位になってもらった患者の膝の内側や外側関節縁周囲を触診する．痛みが右膝関節の前－内側関節裂隙上にある場合，セラピストは患者の左側に立つ．圧痛のある関節縁上に右側の示指あるいは母指の内側縁を当てる．患者は膝を自動的に屈曲し，そしてセラピストは母指の下に関節裂隙が開いたと感じたとき，中心部へ圧搾する．同時にセラピストはさらに関節の屈曲を痛みが出ないようにして強める(**図58a**参照)．数秒間圧搾を維持し，3回繰り返してから可動域を再評価する．患者は実際に不快を感じないであろう．その治療は我慢できる範囲で行い，

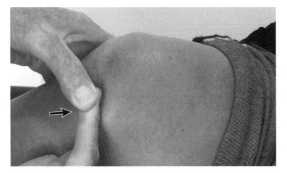

図58a　内側膝内障に対する臥位での「圧搾」テクニック

もしそうでなければ用いてはならない．もし痛みと圧痛部位が右の前外側関節縁周囲なら，セラピストは右側に立つと母指と示指を使って圧搾することができる．圧迫するのに母指を用いるのは，他の指よりも強いからである．

荷重時のテクニックの説明

患者が立っているとき，セラピストは患者の足もとで膝まずき，治療部位と考えている関節裂隙上に示指の端を置く．患者がゆっくりスクワットするのに応じて，はっきり表れてくる関節裂隙に母指で圧迫を加える．患者は安全のために椅子の背もたれなどを掴む．この体重支持での方法は，もしセラピストが必要と考えるならば，背臥位の次の段階として用いてもよいだろう．このテクニックでたびたび生じる結果を記述するのに，興奮するというような単語は教科書で用いるべきではない．しかしながら，セラピストが8年間にわたり動かなかった膝屈曲を「圧搾」で著しく増大できるとき，多くの同僚がいる中でそれができたとしたら，なぜそうしないのか？　読者に念のためにもう一度言いたいのは，もし圧搾により患者が膝を屈曲しているときの不快感が強くなったら，そのテクニックを止める．もしこの治療中に可動域が改善しないならば，他の方法を試みなさい．荷重時に適用する「圧搾」テクニックの変法として，患者は足を椅子にのせて行う方法がある．この方法の利点は，患者が自分の示指を用いて「圧搾」テクニックを実施できることである（図58b参照）．

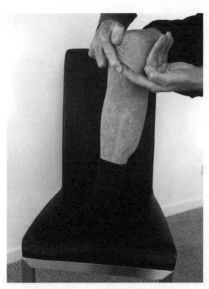

図58b　足を椅子にのせた荷重時の「圧搾」テクニック

解　説

　私が教えているときにいつも聞かれるのは，膝の中で起こっていることを既知の病理学をもとに考慮するとき，このテクニックの作用について私がどのように考えているかということである．周知のように半月板は楔型をしている．多分,「**異常な半月板の歪み**」と呼んでよい機械的損傷の新しい形式について考慮すべきである．多分，荷重して膝を捻転したときに，半月板の一部が末梢方向に少し歪む可能性がある．半月板が損傷したときにも，このような状態になることがある．関節鏡下での手術的介入が成功した後に残る屈曲制限を，矯正方向へ圧搾することで劇的に治療することができるという理由もこれで説明できるだろう．その説明は有効だし，多分あなたならもっとうまく解説するに違いない？

3. 肩鎖関節（肩甲帯も参照）

　複数の解剖学者によれば，この関節は半月板を有することがあり，そして私も同感である．外傷後の肩鎖関節は，私が発展させてきたテクニック，すなわち関節を動かしたり，関節の内障を治療するためのテクニックにしばしば反応する．典型的な関節内障の徴候は，前方挙上は通常可能だが，90°以上外転できない．その手順は，腕を屈曲方向へ完全に挙上すると，鎖骨は外旋するという事実を考慮したものである．もしこの鎖骨の回旋が妨げられ，そして腕がいくらかはずみをつけて自動的に挙上されたら，運動の終わりでさらに回旋が肩鎖関節で起こるであろう．これははずみをつけたときに起こる．もし正常な関節でこれを試みるなら，いつも軋轢音を起こせる．外傷を受けた関節ではそれは起こらず，もし可動域が減少していても鎖骨の矯正をしながら数回振り動かすと関節は自由になり，そして患者は即時にもっとよくなる．

　これに対する治療を行う場合，患者は椅子に座る．患者の一側の後方に立ち，セラピストの手の尺側縁で鎖骨外側端を固定する．患者は完全に挙上するために前方に腕を振り上げる．患者はあまり暴力的に行ってはいけない．セラピストは顔を打たれる恐れがあるので，挙上される腕の後ろに立たないことが重要である．私は軋轢音が戻るまで常に数回振り動かすよう依頼する．もし患者があまりにも痛がるなら，そのときは黄金律にしたがって思いとどまる．

4．役立つテーピング（まだ言及していない方法）

アキレス腱炎とその他の軟部組織損傷

　患者がアキレス腱の内側に痛みがあるときは，長年にわたり私たちはアキレス腱の外側にテープを貼ってきた（**図59a**参照）．このような患者は，後ろから見るとき，しばしば足が回内し，腱が内側に凸になっており，より損傷を受けやすい．テープは腱に，内側が凹になるように貼り，そして足への体重のかかり方を変える．それは筋の走行を変え，腱が損傷したときには，より速い回復を可能にする．私たちは物理療法なども併用する．テープは48時間以上貼っておかないこと，そしてもし何らかの痛みや皮膚炎を示す所見があったら，ただちに取り去ることを覚えておくこと．

　この方法により今までうまくいってきたので，私たちは筋の損傷等に対して，身体の至るところに同じ原理を用いている．

　例えば，腓腹筋とハムストリングの損傷で，損傷が内側にあった場合は，テープは筋腹の外側に向けて貼るし，もし損傷が外側であればテープは内側に向けて貼る（**図59b**参照）．患者にテーピングを試みて，もし1時間後にそれが有益でないことがはっきりしたときは，ただちに取り除く．大転子の滑液包炎の場合，私たちは大腿筋膜張筋の腹側または背側にテープを貼って，大転子を覆っている走行を変える．非常に効果的である．

　急性のテニス肘では，テープは伸筋筋腹の外側に向けて貼り，それが作用するときに痛みが変化するかを確かめる．

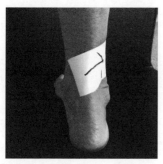 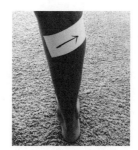

図59a　腱の内側痛アキレス腱
　　　　炎のテーピング

図59b　腓腹筋内側頭痛に対す
　　　　るテーピング

患者にはテーピングを試みて，それで好結果が得られれば，それをつけたままにするように指導する．

5．股関節周囲の筋

a．硬いハムストリング？

　これらについてのテクニックは本書の最初に述べられている．図30a（80ページ）の牽引を併用した下肢伸展挙上（SLR）を参照すること．腰痛を繰り返す多くの患者では，ハムストリングが硬いことが観察されている．牽引を併用したSLRを試してみると，皆さんはすぐに可動域が増加するのに驚くだろう．皆さんは従来のハムストリングのストレッチでは同じ結果は決して得られない．

　私は，慢性的な「ハムストリングの肉離れ」の患者をしばしば診る．彼らのSLRは減少しているが，あなたが牽引を併用した下肢伸展挙上テクニックを用いると，ほんの何回かの治療で問題が解決される．この方法は大変効果的なので，ハードル選手のような競技者に試合前に実施するとパフォーマンスが向上させられると信じている．

b．硬い大腿直筋（股関節屈筋）あるいは大腿神経テスト陽性？

　私が2003年に米国で講義をしたとき，外科の獣医が私に硬い大腿直筋を同じようにストレッチしてもらえませんかと頼んできた．私が彼女に大腿直筋に対してはやったことはないと言ったが，牽引下肢伸展挙上の方法と同じように行ったら成功した．

　もちろんそれは変法であるが，多くの患者で大腿神経検査が陽性になる．

　この場合，どのようにするかをこれから説明する．

　左の大腿直筋が硬い（あるいは大腿神経徴候が陽性？）と想定する．

　患者が低い治療台にうつぶせになるとうまくいく．左膝を屈曲させる．セラピストは治療台の足のところに立つ．セラピストは治療ベルトを手首に巻く．治療ベルトを左大腿の膝のすぐ上で8の字に巻いて，両手で大腿をしっかり掴む．ベルトのもう一方はセラピストの体にまわす．骨盤をアシスタントが固定するか，ベルトを骨盤にまわして治療台に固定してもよい（図60参照）．

　セラピストは後方に傾いて下肢に牽引を加える．セラピストが後方に傾くと両手がまわしたベルトでしっかり固定される．セラピストは努力すること

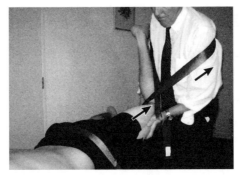

図60　牽引しながら行う硬い股関節屈筋のストレッチ，患者は
　　　腹臥位

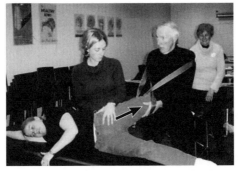

図60a　側臥位で牽引しながら行う硬い股関節屈筋のストレッチ

なく牽引力を加えられ，患者も大腿が快適に包み込まれ牽引される．セラピ
ストは患者の下肢を治療台から挙上（股関節を伸展）するが痛みはない．セラ
ピストは膝を屈曲させることで体を操作する．ストレッチを3回繰り返し，
再評価する．股関節を伸展するにしたがい，患者は回旋しがちだがアシスタ
ントあるいはベルトでそれを防ぐ．

　アシスタントが患者の骨盤を固定してくれれば，側臥位で行うこともでき
る（図60a参照）．

　もしこれがうまくいかなかったり，痛みが生じたりする場合は，大腿神経
の伸長とともに股関節を圧迫するとよい．あなたは驚くに違いない．

c. 硬い内転筋あるいは慢性化した内転筋挫傷

　本当に，牽引を加えた内転筋のストレッチは，私が教えているときにやってみせた結果で，患者さんや参加者の皆さんを驚かすことができる．右の内転筋が短縮している患者の場合，背臥位になり，膝を屈曲してもらい両下腿を治療台の両脇に下げてもらう．この方法で一側の安全を確保し，他側をストレッチする．セラピストは次に大腿下部にベルトを用いて掴み，牽引をかけながら股関節を外転することで内転筋をストレッチする（図60b 参照）．

　通常起こることは患者が牽引されながらストレッチされている下肢にストレッチされる感覚や不快感がなく，反対側がストレッチされる感じがする．反対側は同時にストレッチされているが牽引はされていない．

　この最後に説明したテクニックは，最高のアスリートのマネジメントに重要な位置を占めるものと予測している．なぜ上述した従来のストレッチに牽引を加えると，患者がストレッチ後に得られた可動域により，今までどんなストレッチで感じたものと明らかに違うということを説明するまでもない．あなたはどう思う？

d. 硬い外転筋あるいは大腿筋膜張筋

　これらの筋も牽引を伴うストレッチで思いがけないくらいに反応する．セラピストはこれをどのように行うか決めることができる．股関節の下に枕を

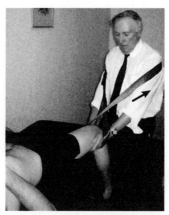

図60b　牽引しながら行う硬い股関節内転筋のストレッチ

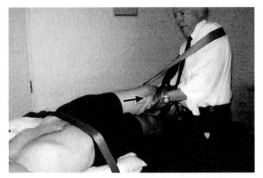

図60c 牽引しながら行う硬い股関節外転筋のストレッチ

入れて横になってできる．そうすると，股関節はいくらか伸展する．セラピストはベルトを用いてストレッチする側の大腿を掴み，反対側の下肢と交叉させてストレッチする．アシスタントあるいはベルトで骨盤を固定する（**図60c**参照）．

　上記のストレッチを牽引しながら行うと，本当に素晴らしいテクニックである．

文 献

1) Kaltenborn FM. Manual mobilisation of the extremity joints. Oslo: Olaf Norlis Bodhandel; 1989.
2) McKenzie R. The Lumbar Spine: Mechanical Diagnosis and Therapy. Waikanae: Spinal Publications; 2003.
3) McDowell JM, Johnson GM, Hetherington BH. Mulligan Concept manual therapy: standardizing annotation. Man Ther. 2014;19(5):499-503.
4) Takasaki H, Hall T, Kaneko S, Iizawa T, Ikemoto Y. Cervical segmental motion induced by shoulder abduction assessed by magnetic resonance imaging. Spine (Phila Pa 1976). 2009;34(3):E122-6.
5) Reid SA, Rivett DA, Katekar MG, Callister R. Sustained natural apophyseal glides (SNAGS) are an effective treatment for cervicogenic dizziness. Man Ther. 2008;13(4):357-66.
6) Reid SA, Callister R, Treleaven JM. Utility of a brief assessment tool developed from the Dizziness Handicap Inventory to screen for Cervicgenic dizziness: A case control study. Musculoskeletal Science and Practice. 2017;30:42-8.
7) Mooney V. Where is the lumbar pain coming from? Ann Med. 1989;21(5):373-9.
8) Bisset L, Beller E, Jull G, Brooks P, Darnell R, Vicenzino B. Mobilisation with Movement and exercise, corticosteroid injection, or wait and see for tennis elbow: randomised trial. BMJ. 2006;333(7575):939.
9) Forte FC, de Castro MP, de Toledo JM, Ribeiro DC, Loss JF. Scapular kinematics and scapulohumeral rhythm during resisted shoulder abduction - implications for clinical practice. Physical therapy in sport: official journal of the Association of Chartered Physiotherapists in Sports Medicine. 2009;10(3):105-11.

10) Hubbard TJ, Hertel J. Anterior positional fault of the fibula after sub-acute lateral ankle sprains. Man Ther. 2008;13(1):63-7.

11) Hubbard TJ, Hertel J, Sherbondy P. Fibular position in individuals with self-reported chronic ankle instability. J Orthop Sports Phys Ther. 2006;36(1):3-9.

12) Kavanagh J. Is there a positional fault at the inferior tibiofibular joint in patients with acute or chronic ankle sprains compared to normals? Man Ther. 1999;4(1):19-24. (13 ref).

13) O'Brien T, Vicenzino B. A study of the effects of Mulligan's Mobilization with Movement treatment of lateral ankle pain using a case study design. Man Ther. 1998;3(2):78-84.

14) Moiler K, Hall T, Robinson K. The role of fibular tape in the prevention of ankle injury in basketball: A pilot study. J Orthop Sports Phys Ther. 2006;36(9):661-8.

15) Maitland GD. The hypothesis of adding compression when examining and treating synovial joints. J Orthop Sports Phys Ther. 1980;2(1):7-14.

16) McConnell J. The management of chondromalacia patellae: a long term solution. Aust J Physiother. 1986;32(4):215-23.

17) Mulligan B. "Plantar fasciitis"?: A study report. N Z J Physiother. 1974; 4(5(64)):25.

18) Hudson R, Richmond A, Sanchez B, Stevenson V, Baker RT, May J, et al. An alternative approach to the treatment of meniscal pathologies: A case series analysis of the Mulligan Concept "squeeze" technique. International journal of sports physical therapy. 2016;11(4):564-74.

19) Hudson R, Richmond A, Sanchez B, Stevenson V, Baker RT, May J, et al. Innovative treatment of clinically diagnosed meniscal tears: a random-ized sham-controlled trial of the Mulligan Concept 'squeeze' technique. The Journal of manual & manipulative therapy. 2018;26(5):254-63.

索　引

【数字，欧文】

【け】

【と】

【は】

【ひ】

マリガンのマニュアルセラピー　原著第7版

2002年7月1日　原著第4版　第1刷発行
2007年9月1日　原著第5版　第1刷発行
2021年8月1日　原著第7版　第1刷発行

著　　者　Brian R Mulligan

監 訳 者　藤縄　理／赤坂清和／中山　孝

発 行 者　中村三夫

発 行 所　株式会社**協同医書出版社**

　　　　　東京都文京区本郷3-21-10　〒113-0033

　　　　　電話(03)3818-2361 ファックス(03)3818-2368

　　　　　URL　http://www.kyodo-isho.co.jp/

印　　刷　横山印刷株式会社

製　　本　有限会社永瀬製本所

ISBN978-4-7639-1090-5　　定価はカバーに表示してあります